AF476297

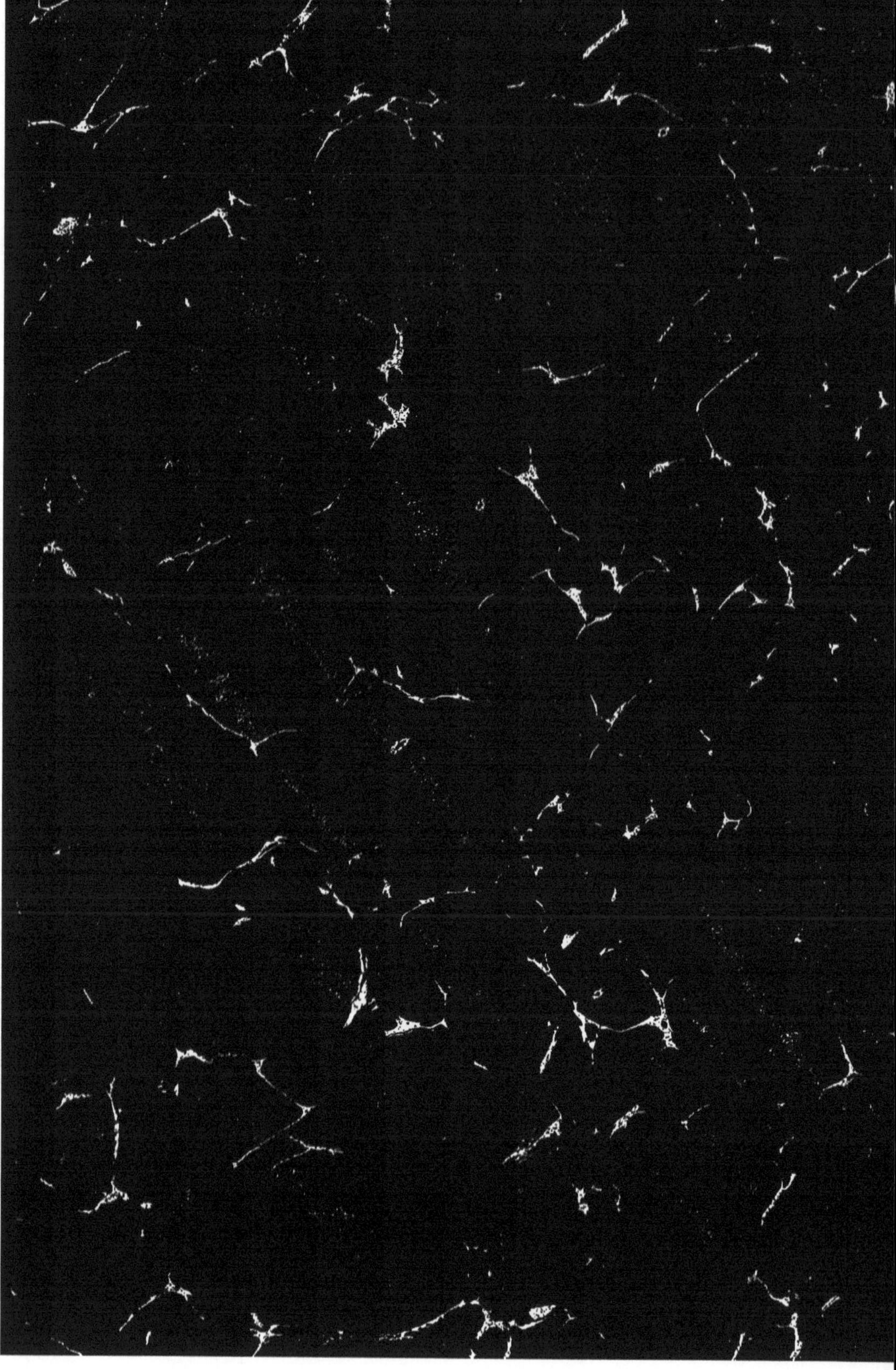

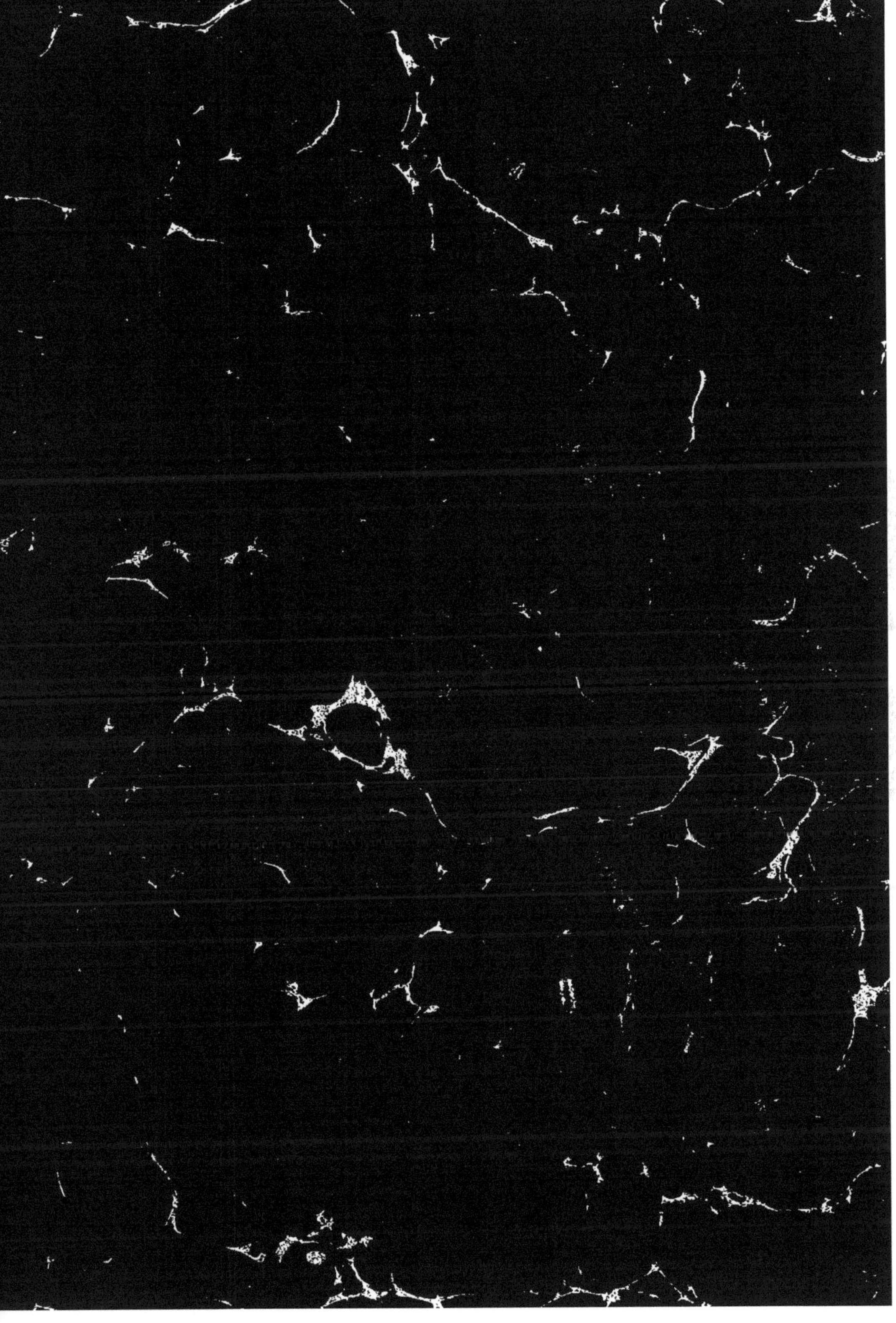

ESSAI

DE

PHYSIOLOGIE GÉNÉRALE,

COMPRENANT DES RECHERCHES

1° SUR L'UNITÉ ET LA SOLIDARITÉ SCIENTIFIQUES DE L'ANATOMIE, DE LA PHYSIOLOGIE, DE LA PATHOLOGIE ET DE LA THÉRAPEUTIQUE;

2° SUR L'INFLUENCE ORGANOGÉNIQUE DE LA FONCTION;

2° SUR L'ORIGINE ET LE MODE DE DÉVELOPPEMENT DE LA PARTIE FIBREUSE DU SYSTÈME MUSCULAIRE.

IMPRIMERIE ET LITHOGRAPHIE DE FÉLIX MALTESTE ET Ce,
Rue des Deux-Portes-St-Sauveur, 18.

ESSAI

DE

PHYSIOLOGIE GÉNÉRALE,

LU A L'ACADÉMIE DES SCIENCES, DANS LES SÉANCES DU 30 JANVIER ET DU 20 FÉVRIER 1843;

COMPRENANT DES RECHERCHES

1° Sur l'unité et la solidarité scientifiques de l'anatomie, de la physiologie, de la pathologie et de la thérapeutique;

2° Sur l'influence organogénique de la fonction;

3° Sur l'origine et le mode de développement de la partie fibreuse du système musculaire;

PAR

LE DOCTEUR JULES GUÉRIN,

Membre de l'Académie de médecine,
Directeur de l'Institut orthopédique de la Muette, chargé du service spécial des difformités
à l'Hôpital des Enfans malades de Paris.

DEUXIÈME ÉDITION.

PARIS.

AU BUREAU DE LA GAZETTE MÉDICALE,

RUE NEUVE-RACINE, 16, PRÈS DE L'ODÉON.

1843.

Ce Mémoire n'est que la simple formule de trois ordres de recherches, toutes liées entre elles par des rapports essentiels, et toutes instituées dans un même but, quoique distinctes par leur objet principal et leurs résultats immédiats. Les développemens que je compte leur donner et que je leur ai déjà donnés justifieront ce rapprochement et cette séparation. Cependant, je crois devoir dès aujourd'hui publier cet extrait, autant pour en fixer la date, que pour prendre avec moi-même l'engagement de poursuivre la démonstration et le développement des idées qui y sont énoncées.

Le premier objet que je me suis proposé est suffisamment indiqué par le titre même de cette publication. Démontrer l'unité des sciences médicales proprement dites au point de vue de la recherche physiologique ; faire ressortir l'utilité et la nécessité de combiner, dans l'étude des phénomènes de l'organisme vivant, l'anatomie, la physiologie, la pathologie et la thérapeutique, était déjà une tâche aussi importante que difficile. Si je m'en tenais à ce simple énoncé, on pourrait n'y voir que la reproduction de ce qui s'est fait depuis longtemps. Mais il n'en est pas ainsi. Certains observateurs ont pu mettre quelquefois à profit la pathologie et l'expérience thérapeutique dans la vue d'éclairer certaines questions de physiologie; mais ils ne l'ont fait qu'incidemment, empiriquement, sans se rendre aucun compte des véritables rapports de ces sciences avec la physiologie proprement dite, et surtout ils n'ont pas compris que cette interrogation accidentelle, exceptionnelle de l'anatomie pathologique, de la pathologie et de la thérapeutique, devait être convertie en règle constante, d'une nécessité indispensable. Pour le démontrer, je ferai voir dans l'ouvrage développé, dont ceci n'est qu'un extrait, qu'en fait, les recherches physiologiques les plus réputées de nos jours se sont bornées aux seules lumières fournies par l'observation physiologique et l'expérimentation sur les animaux. Je ferai voir ensuite que cette méthode étroite a presque toujours conduit, ou bien à des résultats erronés qui eussent pu être évités immédiatement avec le concours de la méthode générale exposée dans ce travail, ou bien à des résultats spéciaux, incomplets, qui eussent pu être complétés et généralisés sous les inspirations de cette méthode. Ainsi envisagée, la réunion de l'observation anatomique et physiologique à l'observation pathologique et thérapeutique peut et doit donc être considérée comme une chose nouvelle et utile. Insister sur cette vérité, ce n'est pas obéir à un vain sentiment de satisfaction personnelle; c'est dissiper une méprise dont la persistance pourrait avoir pour effet de retarder les avantages que cet ordre d'idées est susceptible de réaliser.

Ces avantages ne se bornent pas à ceux qui viennent d'être rappelés. Sans vouloir anticiper sur ce qui sera mieux placé ailleurs, j'indiquerai immédiatement un ordre de faits fournis par l'étude physiologique de la pathologie, qui n'avait jamais été, que je sache, même soupçonné, et qui, à lui seul, serait bien capable de donner une importance nouvelle à l'étude des phénomènes morbides, envisagée au point de vue qui nous occupe.

La pathologie, ai-je dit, vue par son côté physiologique, est la science des phénomènes de l'organisme, exagérés, diminués ou modifiés par des causes anormales, mais non changés dans leur essence par ces causes; ce sont toujours les effets des forces de la vie, ce sont toujours les produits des lois de l'organisme, avec cette différence que, forces et lois restant les mêmes au fond, fonctionnent dans des conditions autres que celles où elles fonctionnent à l'état dit normal. La pathologie, à ce point de vue, n'est donc qu'une extension de la physiologie. C'est un nouvel ordre de faits, dans lequel des causes intercurrentes sont venues modifier les conditions les plus habituelles de la fonctionnalité. Cet énoncé seul suffirait à montrer toute la fécondité de l'observation pathologique. Mais allons plus avant.

Dans l'ordre physiologique, les causes restant les mêmes, produisent toujours les mêmes effets. C'est la répétition immuable de ce qui est. Cette répétition témoigne de l'ordre admirable avec lequel tous les faits de la nature sont réglés; mais elle a l'inconvénient de faire croire que les choses, se passant toujours de même, doivent nécessairement se passer toujours ainsi. La constance et la perpétuité du résultat font croire aisément à son invariabilité. Or, ce préjugé est, à mon sens, le plus stérile, le plus décourageant dont la science humaine puisse être opprimée. Non seulement il la fait se priver d'un puissant moyen de contrôle dans les déterminations qu'elle essaie des phénomènes dits normaux, mais il la condamne à rester spectatrice inerte et parquée dans un cercle étroit, alors qu'elle pourrait devenir créatrice, alors qu'elle pourrait féconder les secrets de la nature en se les appropriant. En effet, sortez-la du cercle des phénomènes dits physiologiques, c'est-à-dire de ceux qui se reproduisent invariablement les mêmes, et transportez-la dans le champ sans limites des faits pathologiques : vous la placerez devant un horizon immense de possibilités nouvelles, de combinaisons sans fin, en partie déjà réalisées. Le premier résultat sera de lui montrer que la nature n'est pas invariablement enchaînée à ce qu'elle fait le plus souvent; le second que, en changeant les conditions de ses opérations habituelles, on changerait toute l'économie et la régularité de ses résultats. Répétons-le donc une dernière fois, les faits du domaine de la physiologie pathologique sont aussi physiologiques que ceux de la physiologie proprement dite. Les maladies sont des fonctions modifiées. Cette manière d'envisager les phénomènes morbides a donc l'avantage de faire voir que les lois de la vie, quoique restant les mêmes au fond, peuvent varier à l'infini dans leur expression, avec la variation des conditions dans lesquelles elles fonctionnent; elles ne sont donc pas aussi nécessairement immuables qu'on l'avait cru et prétendu. Enfin, la conséquence de tout ceci n'est-elle pas surtout que l'homme, connaissant le rapport qu'il y a entre le changement des conditions de l'opération et le produit de cette dernière, pourra concevoir et même réaliser, en généralisant et perpétuant la cause des faits exceptionnels, un organisme nouveau, presque une nature nouvelle. Et qu'on le remarque bien, cet organisme et cette nature ne seraient pas moins réguliers que ceux qui existent actuellement; car la régularité de ces derniers, n'étant telle qu'à la condition de la permanence des causes qui les produisent, passerait à ceux dont les conditions d'existence actuellement particulières et accidentelles se généraliseraient et se perpétueraient. Il y a dans cette formule générale, tout hypothétique et téméraire qu'elle puisse paraître, quelque chose d'applicable à la fois au passé, au présent et à l'avenir. Pour le passé, elle pourrait être la clé de combinaisons et d'existences perdues; pour le présent, elle mettrait sur la voie des différences qui existent dans les combinaisons si nombreuses et si variées du fond commun de l'animalité; pour l'avenir, elle serait le point de départ d'une science expérimentale toute nouvelle, dans laquelle l'homme, quittant le rôle d'observateur pour celui de créateur, multiplierait à l'infini les variétés de la nature, en perpétuant et généralisant les produits accidentels qu'elle aurait livrés une seule fois à son observation. Sortons de ces généralités par un exemple.

Tout le monde sait que les crétins sont d'une stature et d'une intelligence inférieures à la stature et à l'intelligence normales. Il est à présumer que cette modification profonde de l'organisme et des facultés mentales de ces individus tient à certaines conditions particulières de leur régime, du pays qu'ils habitent, des alimens et boissons qu'ils prennent, etc. Qu'on suppose la cause essentielle de ce résultat connue, ne pourrait-on pas concevoir immédiatement par la pensée qu'en généralisant sur toute l'humanité l'action de cette cause, actuellement bornée à quelques individus, on changerait immédiatement la stature et le degré d'intelligence de l'espèce humaine. On aurait d'autres hommes. Or, pour moi, le crétinisme est le résultat d'une ossification prématurée et trop abondante, comme le rachitisme, considéré dans ses phénomènes squelettologiques, est le résultat d'une ossification retardée et insuffisante. L'un et l'autre sont le produit de conditions particulières du régime alimentaire et hygiénique. Sans vouloir m'arrêter à donner ici les preuves de fait qui m'ont conduit à cette manière de voir, je dirai seulement que chez les crétins les parois du crâne, en s'ossifiant trop tôt et d'une manière trop consistante, empêchent le développement du cerveau, de la même manière qu'en vertu d'une disposition inverse, les crânes des sujets rachitiques, en s'ossifiant trop tard, favorisent le développement du cerveau et des facultés. Eh bien! qu'on suppose un instant le genre humain soumis par moitié aux conditions qui spécialisent l'ossification des crétins et des rachitiques : une moitié des hommes sera dépourvue de la plus grande partie des attributs de l'intelligence, et l'autre moitié en sera pourvue à un plus haut degré. Ce n'est point là une vaine supposition ; c'est tout simplement le produit d'un fait exceptionnel généralisé dans sa cause et généralisé dans ses effets.

Ce que la pathologie constate dans le crétinisme et le rachitisme, elle le constate dans le plus grand nombre des maladies. Il est rare qu'une maladie ne mette pas en évidence, par un de ses produits anormaux, l'action exceptionnelle d'une cause qui, amenée et maintenue à un surcroît d'activité constante, réaliserait des effets aussi constans.

A supposer que cet enfantement d'effets nouveaux

subordonnés à un changement d'activité dans les causes pût paraître, en raison de sa nouveauté et de son but éloigné, une pure spéculation, une vue imaginaire, la même étude des faits exceptionnels serait d'une utilité plus immédiate pour la connaissance des lois qui président au développement des faits normaux. En effet, lorsqu'une condition morbide déterminée a pour résultat d'anéantir certain produit d'une fonction, elle conduit nécessairement à la connaissance même de la cause de ce produit. Or, ce résultat ne peut être fourni directement par l'observation physiologique, puisque cause et effet sont toujours en présence, et la persistance de leur rapport normal n'établit qu'un fait de pure coïncidence ; tandis que la variation, l'augmentation, la diminution et la soustraction d'un effet, avec la variation, l'augmentation, la diminution et la soustraction de sa cause mettent immédiatement sur la voie du rapport essentiel qui les lie, du rapport de la cause à l'effet. Je sais bien que quelques-uns de ces avantages de l'observation pathologique peuvent être revendiqués, à bon droit, par l'expérimentation physiologique, parce que, ainsi que je l'ai dit, la maladie, à ce point de vue, n'est elle-même qu'une expérience. Mais il ne me sera pas difficile de montrer que les expériences morbides ou maladies, tout en réalisant la plupart des avantages des expériences physiologiques, en possèdent beaucoup d'autres qu'il n'est pas donné à ces dernières d'atteindre. Le développement de cette idée m'entraînerait trop loin; nous la reprendrons dans le travail détaillé qui fera suite à cet extrait.

Nous pouvons donc considérer l'observation pathologique non seulement comme un moyen de contrôle indispensable de la physiologie proprement dite, mais surtout comme une source de faits physiologiques exceptionnels propres à mettre sur la voie des causes qui restent cachées sous l'uniformité de la vie normale, et propres à ouvrir à la science et à l'art un horizon immense de possibilités, non moins utile aux déterminations de la première, qu'à l'initiative toute créatrice du second.

Si les développemens qui précèdent n'avaient pas suffisamment fait ressortir la signification du premier ordre d'idées exposées dans ce travail, les vues que j'ai à rappeler par ces mots : *La fonction fait l'organe*, compléteraient cette indication.

Qui dit physiologie normale, dit exécution fonctionnelle uniforme, parallèle à un état organique uniforme. La fonction considérée à ce point de vue, c'est la permanence d'un rapport toujours le même entre l'instrument et son usage. C'est la respiration s'exécutant toujours au même rhythme avec des poumons toujours au même état de force et de développement. La régularité constante de ce rapport n'était guère propre à mettre sur la voie de son essence et de la hiérarchie de ses deux termes. Est-ce l'organe qui fait la fonction, ou la fonction qui fait l'organe? Nul ne s'en était enquis. Que dis-je! borné à la seule considération du fait arrivé à son entier et régulier développement, l'esprit avait plutôt supposé l'erreur que la vérité. N'allant pas au-delà du fait immédiat, pour lui la fonction ne pouvait être que postérieure à l'organe, comme l'effet à la cause; il lui fallait une cause, et cette cause il la trouvait dans l'organe; il ne voyait rien de plus : l'organe faisait donc la fonction. C'eût été une monstruosité logique que de supposer le contraire. Cependant le fait est tout différent, et on nous permettra de nous appuyer sur nos convictions comme sur l'autorité d'une chose jugée et démontrée, parce que, en réalité, elle sera telle pour quiconque aura passé par les voies où nous avons passé. Or, ces voies n'étaient pas frayées dans le domaine de la physiologie normale; nous nous les sommes ouvertes à travers le terrain tout nouveau et non encore défriché de la physiologie pathologique. Elle seule pouvait nous conduire à ce résultat, et elle nous y a conduit.

Ce n'est pas le lieu d'insister sur la fécondité de ce point de vue. Nous y reviendrons plus tard avec les développemens désirables, si toutefois l'expérience et la conviction de tous ne rendent pas bientôt cette tâche superflue. Cependant nous n'avons fait jusqu'ici qu'exprimer fort laconiquement ce que nous avons entendu par notre formule, et nous ne l'avons citée que comme un exemple remarquable des services qu'il est permis d'attendre de la physiologie pathologique. Il n'est donc peut-être pas inutile que nous nous attachions à préciser plus nettement que nous ne l'avons fait ce que nous avons entendu par : *la fonction fait l'organe.*

Disons ce que cette formule n'est pas : il en ressortira mieux ce qu'elle est.

Ce n'est pas, comme on pourrait le prétendre en se tenant à la surface des choses, le vitalisme ou la doctrine des causes finales. Ces doctrines placent, il est vrai, le but et la raison de l'organe avant son développement, et supposent toujours l'instrument en vue de la fonction. Nous n'examinons pas plus que nous ne contestons la légitimité de cette prétention ; ce que nous contestons, c'est la similitude des points de vue, sous le prétexte qu'ils s'expriment à peu près par les mêmes termes. Mais il suffit de regarder de plus près pour s'assurer que d'un côté il n'y a qu'une pure spéculation, aussi vieille que stérile, de l'autre un fait matériel aussi nouveau que fertile en conséquences.

Avec le vitalisme ou la cause finale, tout est prévu, tout est dans le plan éternel de la nature, et l'on n'a point à se préoccuper des causes immédiates de la réalisation. Cette réalisation est nécessaire ; elle est calculée, préétablie, et ce n'est qu'à partir du moment où elle est accomplie que la science commence. Tout l'ordre des causes prochaines et mécaniques de la formation des organes est considéré comme nul et non avenu. Ici donc la fonction ne fait l'organe qu'en vue de sa finalité, et sans se préoccuper de ses moyens immédiats d'exécution. A mon point de vue, au contraire, au point de vue tout mécanique de l'activité de la fonction, c'est elle aussi qui, par sa mise en action, ou plutôt par la mise en action de sa force initiale, réalise petit à petit et au fur et à mesure de son développement le développement de son instrument. Mais la force qui la provoque, l'innervation, si l'on veut, pour la représenter dans son élément le plus élevé, ne fait qu'imprimer une première modification à la matière organique : celle-ci, en vertu de l'activité fonctionnelle qui l'anime incessamment, et sous l'empire des conditions où elle se trouve et des influences qui l'environnent, contracte une disposition corrélative de plus en plus spéciale, la disposition organique, laquelle se continue, se développe et se complète par la reproduction incessante de l'impulsion primitive, et par l'exercice toujours croissant de l'organe lui-même. A ce point de vue, la fonction est le mouvement incessant de la matière, dirigé d'une certaine façon avec le concours de certaines circonstances, au milieu de certaines conditions ; et l'organe, la matière elle-même, recevant de l'impulsion nerveuse et des conditions et circonstances qui l'environnent les formes déterminées qui doivent la spécialiser et la faire appartenir à tel ou tel système. On trouvera dans notre Mémoire assez d'exemples pour rendre cette indication abstraite parfaitement intelligible. Contrairement à l'idée du vitalisme et de la doctrine des causes finales, qui se confondent ici comme toujours, *la fonction fait l'organe* veut donc dire : l'opération fonctionnelle immédiate à l'aide de laquelle l'organe commence, se façonne, s'accomplit, et dans laquelle cette fabrication trouve la raison et le moyen mécanique immédiat de son exécution.

Il est un autre ordre d'idées moins anciennes et moins répandues dans la science, avec lesquelles on trouvera et on a déjà trouvé (1) que ma formule a quelques rapports. Je veux parler du système de zooplastie, dont Lamarck et M. Geoffroy Saint-Hilaire sont les plus illustres représentans. Personne plus que moi ne rend justice aux vues élevées de ces deux grands zoologistes, et je saisis avec bonheur cette occasion de protester de mon entière sympathie pour leurs idées, et de ma respectueuse et sincère admiration pour leurs travaux. Je ne fais même aucune difficulté de leur rapporter l'origine de mes vues. Mais cette déclaration me met d'autant plus à l'aise pour débattre et fixer ce qui appartient respectivement aux deux théories, et montrer la différence à côté de la ressemblance.

Lamarck et Geoffroy Saint-Hilaire ont étudié l'influence

(1) Nous faisons allusion à un article fort remarquable de la Revue synthétique, dans lequel le talent du rédacteur n'est égalé que par son extrême bienveillance.

des circonstances extérieures, de l'exercice, et de l'habitude, sur les formes de l'animalité. Leur but a été de trouver la raison des diversités dans l'unité de la série. Mais ni l'un ni l'autre n'ont étudié à ce point de vue les différences des systèmes organiques dans le même organisme. Or, ma formule, quoique applicable dans sa généralité aux déterminations de mes prédécesseurs, comprend surtout les évolutions organiques considérées dans leur diversité par rapport à l'individu. Le système de Lamarck et Geoffroy Saint-Hilaire est donc, à ce premier point de vue, un système d'étiologie zoologique, le mien un système d'étiologie organique ou anatomique. L'une et l'autre doctrines peuvent se servir et s'éclairer des même faits, mais de ces faits vus sous des aspects différens. On remarquera, d'ailleurs, que ceux de la première sont surtout empruntés à la zoologie, ceux de la seconde à l'anatomie pathologique et à la pathologie.

Envisagée de plus près, la doctrine de mes illustres devanciers n'est qu'une étiologie éloignée, c'est-à-dire qu'elle ne comprend que les causes éloignées des faits qu'elle cherche à déterminer. Elle se tient bien plus dans la coïncidence de la cause et de l'effet, qu'elle ne cherche à déterminer le mécanisme de leur liaison. Ils constatent que l'activité fonctionnelle accroît, diminue, modifie telle ou telle partie de l'organisme, mais ni l'un ni l'autre n'a donné la raison ni le caractère anatomique de cette modification, parce que ni l'un ni l'autre n'a vu que cette activité diversifiée met en jeu des conditions mécaniques différentes, d'où la différence du résultat. Chez eux, l'absence de détermination du moyen immédiat est donc d'accord avec l'absence de détermination différentielle du produit. Ils s'en tiennent pour la cause et l'effet à la considération extérieure, zoologique. Je place, au contraire, l'étude de l'influence fonctionnelle tout près de son résultat, tout près de l'organe, et cette étude me révèle l'existence de l'ordre de moyens immédiats à l'aide desquels la fonction réalise l'organe, telle structure d'organe; comme aussi cette réalisation, étudiée dans ses rapports avec ses moyens d'exécution directs, me conduit à la constatation des différences intimes, anatomiques de chaque organe. En un mot, et je le répète, Lamarck et Geoffroy ont étudié l'origine des diversités de forme ou zoologiques de l'unité animale, et j'ai étudié l'origine des diversités anatomiques de l'unité organique; d'un côté, étude spécifique des animaux, de l'autre étude spécifique des organes; eux à l'aide de la constatation des causes éloignées, moi par l'introduction des causes prochaines : les unes et les autres agissant cependant de concert, et les secondes procédant des premières.

Mais une dernière différence capitale existe entre leur théorie et la mienne.

Préoccupés de l'importance réelle des agens extérieurs, Lamarck et Geoffroy ont attribué à ces agens une influence exclusive. Pour eux, la modalité de la forme est toujours le résultat et l'unique résultat de la modalité de la circonstance. « La nécessité, dit Lamarck, a forcé certains » animaux de s'exercer à des courses rapides, et de *l'ha-* » *bitude* qu'ils en ont prise, leur corps est *devenu* plus » svelte et leurs jambes beaucoup plus fines. On en voit » des exemples dans les antilopes, les gazelles, etc. D'autres » dangers dans nos climats exposant continuellement les » cerfs, les chevreuils, les daims à périr par les chasses » que l'homme fait à ces animaux, les ont réduits à la même » nécessité, les ont contraints à des habitudes semblables, » et ont donné lieu aux mêmes produits à leur égard (1). » Ce passage, que j'ai choisi à dessein parmi les moins sérieux de l'ouvrage, pour montrer les inconséquences d'une doctrine vraie, mais insuffisante, m'épargnera de grands développemens. Au lieu de m'en tenir comme Lamarck à la seule considération des agens extérieurs et de la fonctionnalité réalisée, j'ai admis dans ma détermination un terme de plus, un terme préalable, et le plus important, le plus indispensable à la solution du problème. Je veux parler de l'impulsion initiale donnée à la matière organique par l'incitation nerveuse, et donnée à nouveau et avec un caractère particulier pour chaque espèce (2). J'admets, comme Lamarck, que l'agilité spéciale des ga-

(1) Philosophie zoologique, 1809, tome 1, page 255.

(2) Cette distinction est importante à faire ; car Lamarck admet à l'origine de l'animalité, et une fois pour toutes une certaine force initiale, dont les produits se sont ensuite transmis par voie d'hérédité.

zelles, des antilopes est bien propre à *entretenir* la finesse de leurs membres et le svelte de leur taille; qu'elle est même indispensable à la persistance de cette disposition; de la même manière que la contraction musculaire est indispensable à l'entretien de la texture spéciale du muscle; mais il eût fallu, pour que la formule étiologique de Lamarck fût adéquate à ses effets, qu'il eût admis quelque chose de préalable, l'activité primitive, spontanée, instinctive qui fait que la gazelle est la gazelle, qu'elle s'est d'abord développée avec les conditions et le besoin de l'agilité, comme j'admets que le muscle a reçu d'abord de l'influence nerveuse la première impulsion de sa destination spécifique, et non pas celle d'un autre tissu. Rien ne montre mieux la différence de nos deux points de vue que le fait cité par Lamarck de l'absence des dents chez les animaux qui se nourrissent sans exécuter aucune *mastication*, tels que les oiseaux, les baleines, etc. (PHILOS. ZOOLOG., tome 1er, page 240.) Mais pourquoi ces animaux ne mastiquent-il point? « Parce que les circonstances les ont mis dans l'*habitude* d'avaler sans mastiquer. » (*Id. ib.*) Cela ne revient-il pas à dire qu'ils ne mastiquent pas, parce qu'ils n'ont jamais mastiqué, à moins qu'on ne suppose qu'ils mastiquaient d'abord, et qu'ils en ont perdu l'habitude ensuite? Ces deux alternatives ne sont pas plus heureuses l'une que l'autre. Pour nous, indépendamment de la relation mécanique que nous chercherions à établir entre l'évolution dentaire et le phénomène de la mastication comme *moyen* de favoriser cette évolution, nous chercherions à rattacher ces deux termes à un troisième, indispensable, qui les domine. Nous dirions donc que chez ces animaux certaines dispositions instinctives, propres à leur espèce, et inhérentes aux premiers rudimens essentiels de leur être, ne provoquent pas certains besoins; que ces besoins manquant n'éveillent pas la fonctionnalité corrélative, et celle-ci dépourvue de sa stimulation ne produit pas l'organe. Impulsion instinctive ou besoin, fonction, organe, tels sont donc les trois termes de notre formule étiologique. Faisons remarquer, en outre, que nous n'adopterions pas nécessairement la circonstance de la mastication, telle qu'elle est donnée par Lamarck ; car, sans nous expliquer davantage à son égard, nous dirons qu'à nos yeux elle ne joue qu'un rôle très secondaire dans l'étiologie mécanique de l'évolution dentaire ; nous ne l'avons admise que comme supposition et dans la vue de montrer que, séparée de l'élément qui la précède et la met en jeu, elle reste sans action et sans valeur. Cet exemple seul montre donc qu'un terme important manque à l'étiologie de Lamarck et de Geoffroy.

Essayons de nous résumer en quelques mots.

1° Lamarck et Geoffroy ont eu en vue la zooplastie ; moi, l'organoplastie ;

2° Ils se sont arrêtés devant les causes éloignées, et j'ai introduit la considération des causes prochaines ;

3° Ils ont surtout interrogé les faits zoologiques ; j'ai

eu principalement recours aux faits anatomo-pathologiques;

4° Ils ont méconnu et négligé le terme principal de l'étiologie zooplastique, l'impulsion initiale et spéciale; j'ai reconnu et introduit ce terme.

But, faits et idées diffèrent donc de part et d'autre dans leur spécialité, quoique se ressemblant et visant aux mêmes résultats dans leur généralité.

Après avoir ainsi caractérisé nos idées en les séparant de celles qui paraissaient avoir le plus d'analogie avec elles, nous allons en indiquer quelques applications; ce sera un moyen nouveau de faire ressortir ce qu'elles offrent de particulier.

D'après les rapports essentiels que nous avons dit exister entre la physiologie et la pathologie, il est aisé de comprendre que toute vérité nouvelle propre à l'une est applicable à l'autre. Si, dans l'ordre physiologique, la fonction fait l'organe, il en doit être de même dans l'ordre pathologique. En effet, la maladie c'est la fonction modifiée, pervertie, détournée de son but normal, mais continuant à être animée, impulsionnée par la force radicale qui anime et impulsionne la fonction normale. Il n'y a de différence entre l'une et l'autre que dans les causes secondaires, que dans les conditions intercurrentes qui viennent changer leur produit définitif. La maladie continue donc le rapport de subordination de l'organe à la fonction : la maladie continue donc à faire l'organe, mais comme fonction anormale, et par conséquent avec un produit anormal, c'est-à-dire en rapport avec l'activité spéciale qui lui est départie. Dès lors, la fonction morbide, ou maladie, n'est plus le résultat de la modification ou altération organique, mais l'origine même, la condition génératrice de cette modification. Il n'est pas possible de se dissimuler ce que cette doctrine a de grave et de contraire aux idées reçues. C'est le renversement des deux termes de la théorie actuelle ; c'est la cause mise à la place de l'effet, et réciproquement l'effet mis à la place de la cause. Qu'importe cependant, si l'idée est vraie? Or, elle ne nous paraît pas plus contestable dans l'ordre pathologique que dans l'ordre physiologique. La maladie, comme la fonction, fait l'organe, mais l'organe modifié en raison de la modification fonctionnelle. Nous nous dispensons d'apporter des exemples à l'appui de cette proposition ; notre but ici n'est pas de la développer, de la prouver, mais simplement de l'indiquer, de la faire comprendre comme extension ou conséquence de la doctrine physiologique dont elle dépend. Quand le temps sera venu, nous fournirons non seulement toutes les preuves à l'appui, mais nous entrerons dans le détail du mécanisme général et spécial suivant lequel la maladie ou fonction pathologique réalise la lésion organique ou l'organe pathologique ; jusqu'ici nous nous abstenons de toute discussion à cet égard : nous nous bornons à signaler la continuation du rapport de la fonction avec l'organe, à tous les momens, dans tous les modes, avec toutes les variations de la fonctionnalité, et par conséquent à l'état pathologique comme à l'état physiologique.

Cependant, ce serait peut-être nuire au développement de ces vues que de les laisser en désaccord apparent avec des faits bien établis. Il est avéré que, dans un certain sens, au point de vue physiologique, l'organe fait la fonction aussi bien que la fonction fait l'organe, et il en est de même au point de vue pathologique. Qu'en résulte-t-il? Que de deux propositions contradictoires, si l'une est vraie, l'autre est nécessairement fausse. Mais ces deux propositions ne sont contradictoires qu'en apparence et dans les termes. Elles expriment deux ordres de faits différens, mais non opposés; elles peuvent donc être vraies toutes les deux à la fois, et c'est ce qui a lieu. Quelques explications suffiront pour dissiper toute incertitude à cet égard.

Quand nous disons : *la fonction fait l'organe,* nous entendons que les conditions mécaniques mises en jeu par l'exécution fonctionnelle ont pour effet de réaliser la forme et la composition spécifiques de tel ou tel organe. L'organe, c'est la matière organique primitive, amorphe, mise en mouvement et incessamment influencée par la force initiale, impulsive de la fonction, et incessamment impressionnée, modifiée et pondérée par les conditions ambiantes. Il y a donc une corrélation intime, nécessaire, de tous les instans, entre les unes (forces et conditions), considérées comme causes, et l'autre (l'organe), considéré comme effet. Voilà un premier fait, selon nous, incontestable : c'est-à-dire la subordination de l'organe à la fonction et la relation intime des élémens de l'organe avec les élémens de la fonction. Cependant si, dépourvu des données qui conduisent à la notion exacte de ce rapport, on n'avait devant les yeux que l'exécution fonctionnelle et l'organe réalisé, il ne serait peut-être pas possible de dire lequel de la fonction ou de l'organe domine l'autre; on verrait bien la corrélation exacte qui existe entre leurs élemens respectifs; et cette corrélation, en tant qu'exprimant un simple rapport historique ou empirique, existerait toujours et serait également vraie, qu'on se plaçât au point de vue de la primauté de l'organe sur la fonction, ou de la fonction sur l'organe. Dès lors, et en se fondant uniquement sur ce rapport, on pourrait dire : *tel organe, telle fonction*, ou même : *l'organe fait la fonction*, parce qu'on n'aurait d'autre idée que d'exprimer un rapport, le même, soit qu'on l'envisage de la fonction à l'organe, ou de l'organe à la fonction; mais on ne voudrait et on ne pourrait pas dire par là que l'organe a précédé la fonction, qu'il l'a déterminée, réglée, et, en un mot, qu'il en a été et en est la cause efficace. Mais, si, allant au-delà de ce parallélisme exact entre les élémens matériels de l'un et les manifestations phénoménales de l'autre, on prétendait renverser les termes, oh! alors on tomberait dans une erreur complète, que nous n'avons pas besoin de réfuter, puisque cette réfutation est la conséquence implicite de la proposition inverse réputée vraie.

Cette difficulté n'est pas la seule. On peut encore considérer l'organe comme l'instrument de la fonction : les muscles sont les instrumens des mouvemens du squelette. Cette vérité n'est pas contestable, mais aussi n'est-elle en aucune façon opposée à celle que nous voulons établir ; elle est autre, voilà tout; une simple remarque le prouvera.

La fonction du muscle n'est pas de mouvoir les parties auxquelles il s'insère, mais bien de se contracter. La contraction, voilà sa véritable fonction, sa fonction spéciale, celle qui n'appartient qu'à lui. Le mouvement qu'il provoque est le résultat de sa fonction ; il en est l'instrument; c'est même, si l'on veut, par une extension impropre du langage, sa fonction *éloignée;* mais alors nous dirons toujours que sa fonction *prochaine* c'est la contraction; car, si on n'admettait pas cette distinction, ne dirait-on pas avec autant de fondement que la fonction du muscle est de faire circuler le sang, puisqu'en vertu de ses contractions il aide au cours de ce fluide. Ce n'est donc que par un abus des mots, et en confondant deux choses fort différentes, qu'on arriverait à donner un sens réel à la proposition : *l'organe fait la fonction.* Au reste, les croyances que nous combattons n'ont jamais eu d'autre fondement. C'est faute d'avoir mis les organes en présence de leurs véritables fonctions, de leurs fonctions immédiates, qu'on n'a pas vu plus tôt la méprise.

Il ne faut donc pas plus confondre le rapport de concordance phénoménale entre l'état organique et l'état fonctionnel, avec le fait de la subordination étiologique de l'organe à la fonction, qu'il ne faut confondre la fonction *immédiate* d'un organe avec sa *fonction éloignée*. Un organe n'a qu'une fonction immédiate, comme il n'a qu'une cause prochaine; et il a plusieurs fonctions éloignées, comme il a plusieurs causes éloignées.

La conséquence de ce qui précède, en ce qui concerne la pathologie, est donc que non seulement le rapport actuellement établi entre la lésion organique et la maladie doit être renversé, mais que l'étude des évolutions pathologiques doit chercher, comme celle des évolutions physiologiques, la véritable cause efficace des phénomènes morbides et des altérations organiques corrélatives, dans l'impulsion nerveuse initiale ou autre analogue, qui règle les mouvemens les plus élevés de l'organisme. En indiquant l'action nerveuse, nous ne prétendons pas avoir résolu la difficulté ou la renfermer exclusivement dans cet ordre d'influences; nous avons seulement en vue de la déplacer du point où on l'avait arbitrairement placée; notre prétention, si l'on veut, se bornera même pour le moment à la remettre en question.

Il est presque superflu de faire ressortir de cette nouvelle manière d'envisager la pathologie les conséquences qui en résultent pour le diagnostic et le traitement des maladies.

La pathologie n'étant plus que la fonctionnalité modifiée, et la modification dans la fonction étant toujours corrélative à la modification imminente ou réalisée dans l'organe, la détermination de la maladie à l'endroit de son mode fonctionnel et organique ne reposera donc plus sur une symptomatologie banale ou empirique, comme celle de *l'inflammation*, ou de tout autre état morbide aussi vague, mais sur le rapport physiologique général et particulier de la modification fonctionnelle avec la modification organique, et sur le caractère de prééminence et de primordialité de l'un par rapport à l'autre. J'appellerai volontiers ce genre de diagnostic le diagnostic *immédiat* ou *étiologique*, parce qu'il aura pour objet la détermination de l'action immédiate de la véritable cause, de la cause prochaine, de celle, en un mot, que met directement en jeu la fonctionnalité pervertie, et pervertie par les causes morbides éloignées. Or, jusqu'ici c'est à la détermination de ces dernières, presque toujours prises dans le champ des hypothèses, que se sont attachés la science et l'art du diagnostic médical.

Enfin, de même que physiologiquement nous avons admis la prééminence de l'organe sur la fonction, mais sur la fonction *éloignée*, nous admettons aussi la prééminence de l'organe pathologique sur sa fonctionnalité éloignée. De là, un autre ordre de phénomènes morbides ou symptômes qui pourront composer le domaine du *diagnostic éloigné*, par opposition avec le *diagnostic immédiat*, attribué aux troubles de la fonction prochaine. Ainsi, dans un cas de contraction pathologique des muscles, les phénomènes qui caractérisent cette dernière et se rapportent exclusivement à elle, ceux du spasme par exemple, seront du ressort du diagnostic immédiat; ceux qui, au contraire, consistent dans les directions et les mouvemens anormaux des parties subordonnées aux muscles affectés, se rapporteront au diagnostic médiat ou éloigné. D'où, dans l'étude de la symptomatologie, trois ordres de phénomènes ou symptômes : 1° ceux fournis par la modification de la puissance impulsive ou phénomènes nerveux primitifs; 2° ceux fournis par la fonctionnalité pathologique immédiate et par l'organe pathologique; 3° enfin, ceux fournis par la fonctionnalité pathologique éloignée ou effets de l'organe pathologique. On verra plus loin que ces trois ordres ou symptômes sont eux-mêmes soumis à une dernière influence résultant du retour de l'effet de la fonctionnalité pervertie à sa puissance impulsive. Mais n'anticipons pas.

Un dernier problème reste à résoudre : savoir, si l'influence organogénique de la fonction se borne à l'organe proprement dit, et s'absorbe dans ce travail, ou bien si son action se continue au-delà et a des conséquences plus éloignées. Cette question n'est pas moins importante que celles examinées précédemment. Sans nous préoccuper des moyens de démonstration, ni de la gravité de la solution à laquelle nous pourrions être conduit, nous dirons immédiatement qu'en effet la fonctionnalité ne s'épuise pas dans les résultats immédiats de la formation organique. En vertu de la succession et de l'enchaînement de ses effets, ceux-ci étant considérés comme la continuation de sa personnification, elle finit par revenir impulsionner elle-même la force initiale qui l'a mise en mouvement, elle rapporte à son principe d'action ce qu'elle en a reçu, de manière à devenir à son tour cause de sa cause, d'effet qu'elle a été d'abord de cette cause. J'exprime à dessein ce résultat dans ses termes les plus absolus, afin de frapper plus vivement l'attention, et d'assurer ainsi à la vérité le bénéfice de l'opposition qu'elle pourra provoquer.

C'est, en réalité, quelque chose d'étrange que cette alternative où nous plaçons la fonction par rapport à son instrument et par rapport à sa puissance impulsive. La cause et l'effet, envisagés abstraitement, sont considérés d'ordinaire en ligne droite, de manière à ce que l'un soit et reste définitivement perdu pour l'autre. Dans notre hypothèse, au contraire, l'impulsion de la cause aurait lieu suivant une courbe fermée, qui la ferait revenir comme la circonférence d'un cercle à son point de départ. D'après cela, l'impulsion initiale de la fonction s'accroîtrait donc elle-même sans cesse de l'impulsion qu'elle aurait communiquée; et, comme je l'ai dit plus haut, l'effet reviendrait à la cause, la perpétuerait, l'accroîtrait. C'est là réellement ce qui se passe sous l'influence résolutive de la fonctionnalité, ainsi que nous allons chercher à le faire voir.

Tout s'enchaîne dans l'économie de l'homme et des animaux supérieurs. On peut bien scinder un organe, une fonction par la pensée; mais, en réalité, tous les organes, toutes les fonctions se tiennent et sont solidaires. Cette propriété leur vient des deux grands systèmes qui leur sont communs à tous, et qui convertissent à ce point de vue tout le corps animal en un seul organe et une seule fonction : l'organisme et la vie. Il suit de ce fait incontestable et incontesté qu'en quelque point du cercle physiologique qu'on prenne et fractionne la fonctionnalité, on est toujours certain d'avoir ces trois termes : impulsion nerveuse, fonctionnalité organique ou spéciale, et résultat général de la fonction qui rapporte à l'innervation le bénéfice de son impulsion initiale. Sans tomber dans l'hypothèse, on peut dire que cette liaison entre l'élément essentiel qui provoque la fonction et le résultat de la fonctionnalité qui lui revient est due en grande partie au système circulatoire. C'est lui, en effet, qui reçoit directement ou indirectement le dernier mot, le substratum, de toutes les fonctions particulières, et c'est lui qui revient sans cesse alimenter, réparer, développer le système nerveux, sources de toutes les impulsions fonctionnelles. On remarquera qu'en accordant à ce foyer des forces spontanées de l'organisme toute l'importance qui lui appartient, nous ne voulons pas borner à cet élément l'origine des réparations et des accroissemens de l'impulsion fonctionnelle. Nous croyons, au contraire, que cette impulsion s'accroît plus directement de sa propre et immédiate exécution, comme un courant qui viendrait se renforcer lui-même, ainsi que nous le montrerons plus tard. Dans cette appréciation, nous ne faisons pas non plus abstraction du concours des agens extérieurs; nous ne sommes pas de ceux qui proclament l'indépendance et la spécifité du système organique au milieu du système général; nous croyons, au contraire, de la manière la plus formelle, à la liaison intime et à la dépendance mutuelle et absolue de ces deux systèmes. Mais, pour le moment, nous ne voulons envisager que la relation réciproque entre l'impulsion nerveuse initiale et le produit définitif de toute fonction spéciale. Ainsi que nous l'avons dit plus haut, notre intention n'est pas de démontrer ici ces vues, mais simplement de les indiquer. Nous n'avons donc pas besoin de nous y arrêter davantage. Un exemple suffira pour achever de nous faire comprendre, tant à l'égard de ce dernier point qu'à l'égard de ceux précédemment examinés.

La respiration, en vue des questions qui nous occupent, offre à considérer 1° l'impulsion nerveuse initiale; 2° la formation des organes respiratoires par l'exécution fonctionnelle; 3° le résultat général de la fonction sur son principe initial.

L'impulsion nerveuse ne doit pas nous arrêter : elle est consentie par tous, au moins dans sa généralité. Ce n'est pas le moment d'examiner si cette influence est bornée à la contraction musculaire inspiratrice et expiratrice, ou bien si elle s'étend au poumon lui-même, qu'elle dilate dans des directions déterminées, et en vertu d'un certain orgasme actif. Cet ordre de faits, que nous aurions quelques motifs d'admettre ne serait pas indifférent pour expliquer le mécanisme de la formation du poumon, sous l'influence de la fonction. Quoi qu'il en soit, nous nous bornerons à formuler les circonstances les plus extérieures et les plus incontestables de cette évolution, remettant à un autre moment de pénétrer plus avant dans la question. Or, voici ce qui nous paraît le plus fondé à cet égard. Qu'on remarque bien que nous prenons les choses *au point où elles sont à la naissance*. Sans avoir à nous préoccuper comment elles sont arrivées à ce point de développement, nous restons persuadé toutefois que le mécanisme constaté à cette époque de la vie n'est, et ne peut être qu'une suite, qu'une continuation de ce qui s'est passé pendant la vie intra-utérine.

En même temps que les muscles inspirateurs tendent à soulever et à dilater le thorax, le poumon ouvre ses voies intérieures à l'astmosphère, tant en vertu du vide passif qui résulte de la dilatation du thorax, qu'en vertu peut-être d'une dilatation active de ses canaux intérieurs. L'air, en se précipitant dans ces canaux et en pesant sans cesse sur le fond des anfractuosités qu'il se creuse, tend à les façonner, à les régulariser sous l'influence de la répétition de son passage par les mêmes points et de la répétition de son contact avec les mêmes surfaces. Les cellules résultent donc de l'écartement des lamelles cellulaires, et leurs parois, du tassement de ces mêmes lamelles appliquées les unes contre les autres. Ces données seules suffiraient déjà pour expliquer la formation de l'élément celluleux du poumon. Son élément vasculaire se réalise par un mécanisme analogue.

En même temps que l'intérieur du poumon se façonne ainsi au contact de l'air, et en vertu même de ce contact, il se circonscrit à l'extérieur en vertu d'un mécanisme non moins facile à apprécier. Dans le principe, la masse celluleuse pulmonaire adhère et se confond avec la paroi thoracique. La cavité dite pleurale qui la sépare plus tard de cette paroi résulte à son tour de l'agrandissement et de la réunion des espaces celluleux placés dans l'intervalle, sous l'influence du frottement continuel des parties et de leurs contact et séparation alternatifs. Nous avons montré ailleurs comment le frottement, le contact et la séparation alternatifs de deux surfaces fermées à l'air donnent lieu à la formation de cavités closes accidentelles; la cavité pleurale se forme absolument de la même manière, sous l'influence des mouvemens respiratoires; dès lors, le poumon est circonscrit.

En même temps que ces phénomènes se passent du côté du poumon, les muscles de la cavité thoracique et les vaisseaux intra-thoraciques et pulmonaires suivent la même impulsion : les muscles en acquérant de plus en plus la texture charnue et aponévrotique en rapport avec leur contraction et les tractions dont ils sont le siége ; la cavité thoracique en se dilatant progressivement sous l'influence de l'expansion pulmonaire et s'appropriant à tous les progrès et degrés de cette expansion ; les côtes en prenant la forme qui résulte des efforts opposés d'inspiration et d'expiration qu'elles supportent ; les vaisseaux en se multipliant et en augmentant de calibre par l'effort toujours croissant des liquides, sous l'influence du vide résultant de l'ampliation toujours croissante du thorax. Jusque-là donc on a la raison de la formation des canaux ou anfractuosités pulmonaires ; raison de la circonscription extérieure du poumon et de la formation des cavités pleurales ; raison du développement des muscles inspirateurs ; raison de l'ampliation toujours croissante et réciproque du poumon, de la cavité thoracique et des vaisseaux y contenus. Toutes ces circonstances de la formation de l'appareil respiratoire sont donc bien l'expression des élémens corrélatifs de la fonction. Mais que sont en dernière analyse et dans leur ensemble tous ces progrès de l'appareil pulmonaire liés au développement toujours croissant de la respiration? Une hématose de plus en plus complète? Mais c'est quelque chose de mieux : c'est plus d'amplitude dans le thorax, plus d'énergie dans les muscles, plus de volume dans les poumons, plus de capacité dans les vaisseaux, plus de sang hématosé; et puis, comme résultat définitif, plus de substance destinée à réparer, alimenter, développer et stimuler le principe qui anime et meut incessamment tout ce système, et à réparer, alimenter, développer et stimuler ce système lui-même. Ajoutons que ce que le premier reçoit en énergie, il le rend aussitôt à la fonction, et celle-ci à l'organe; en sorte que, innervation, exécution fonctionnelle et formation organique sont toujours dans des rapports de liaison et de réciprocité d'action qui justifient complètement ce que nous avons dit des mêmes faits considérés dans leur plus grande généralité.

On comprend que nous n'avons voulu donner par ce qui précède qu'un simple specimen très abrégé de ce qui se passe dans l'application naturelle de notre formule. Ce n'est ni une démonstration rigoureuse, ni une analyse complète; c'est un exemple présenté dans ses élémens les plus vulgaires, pour montrer le chemin que nous voulons prendre, mais non le but que nous avons atteint.

Nous laisserions notre tâche incomplète si nous n'indiquions la conséquence pour la pathologie de cette dernière vue physiologique. L'influence terminale de la fonctionnalité physiologique se retrouve dans la fonctionnalité pathologique. Ce que le produit définitif de la fonction ramène au principe de son activité initiale, la maladie le rapporte par le même circuit à son élément impulsif. Celui-ci, comme l'élément impulsif de la fonction physiologique, rend immédiatement à la fonctionnalité morbide ce qu'il en a reçu ; d'où accroissement corrélatif et parallèle de l'organe pathologique. Le premier de ces deux résultats se traduit par l'accroissement du trouble général de l'économie, qui accompagne d'ordinaire toute affection morbide caractérisée ; le second par l'altération toujours croissante de l'organe pathologique ; de là un quatrième terme à ajouter à la formule du diagnostic des maladies. C'est donc la répétition exacte et complète de ce que nous avons dit exister pour la fonctionnalité physiologique.

Ces développemens suffiront, je pense, pour donner une idée du nombre et de l'étendue des problèmes physiologiques et pathologiques, qui se rattachent de près ou de loin à la doctrine : *la fonction fait l'organe*. Considérée isolément, cette formule peut donc donner lieu à des recherches propres à en faire une œuvre scientifique spéciale. Présentée à la suite de nos observations sur la constitution physiologique de la pathologie, nous avons voulu la montrer comme un produit particulier et immédiat de cette constitution, parce qu'en effet c'est surtout aux faits anatomo-pathologiques que nous devons d'y avoir été conduit, et que nous devons de pouvoir la réaliser.

Nous n'avons pas besoin d'insister sur les recherches qui terminent notre travail, relatives au développement de la portion fibreuse des muscles. C'est une légitime application, je pense, des quatre termes de notre formule physiologique, et une preuve de la fécondité de cette formule. Cette troisième partie n'a pu être elle-même qu'ébauchée. Elle sera reprise avec les développemens qu'elle comporte; elle deviendra, nous l'espérons, une des trois principales applications que nous comptons faire de notre doctrine d'organoplastie à la formation du *tissu cellulaire*, du *système musculaire* et des *organes respiratoires*, comme spécimen des recherches auxquelles cette doctrine ouvre la voie.

Paris, le 25 mars 1843.

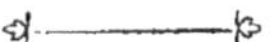

DE L'UNITÉ ET DE LA SOLIDARITÉ SCIENTIFIQUES

DE L'ANATOMIE, DE LA PHYSIOLOGIE, DE LA PATHOLOGIE, ET DE LA THÉRAPEUTIQUE,

DANS L'ÉTUDE DES PHÉNOMÈNES DE L'ORGANISME ANIMAL.

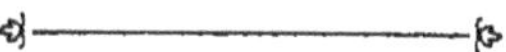

Le perfectionnement des méthodes n'est pas moins utile à l'avancement des sciences que la découverte des faits nouveaux. Cette vérité, presque vulgaire depuis Bacon, n'a plus besoin de démonstration. L'expérience de tous les jours, et la plupart des progrès récens dans les diverses branches de la connaissance humaine, sont là pour l'attester. On peut d'ailleurs mettre immédiatement d'accord ceux qui voudraient discuter sur la prééminence relative des méthodes et des faits, en disant que toute méthode nouvelle n'est elle-même qu'un fait d'un certain ordre, régularisé, généralisé. Cette remarque a pour but d'expliquer et d'excuser, s'il en était nécessaire, les réflexions que je vais avoir l'honneur de soumettre à l'Académie.

Je me propose, en effet, de démontrer que, contrairement à certains préjugés très puissans dans la science, il est possible, et il est indispensable, d'allier, dans l'étude physiologique des phénomènes de l'organisme l'observation anatomique, physiologique, pathologique et thérapeutique, au même titre et avec les mêmes avantages que l'on allie, pour l'étude de la structure du corps humain, l'anatomie de l'homme avec celle des animaux. En d'autres termes, je me propose d'étendre et de régulariser la méthode physiologique actuelle, à l'aide de trois ordres de faits, qui n'ont été pris jusqu'ici en considération que d'une manière exceptionnelle et empirique, et dont deux au moins étaient, à ce point de vue, presque totalement négligés et frappés en quelque façon de discrédit.

Avant d'entrer dans la démonstration de cette proposition, démonstration que je compte établir sur l'interprétation des rapports essentiels de ces quatre parties de la science entr'elles, et sur un certain nombre de faits ou applications propres à montrer la légitimité et la fécondité de ces rapports, il ne sera pas inutile de préciser quel est l'état de la science et des esprits à cet égard; ce sera signaler tout à la fois les obstacles au progrès à réaliser, et marquer le point de départ des efforts à tenter dans cette vue.

Depuis la véritable constitution des sciences, depuis Galilée qu'on peut regarder à juste titre comme le véritable fondateur, de fait, de la science expérimentale, et depuis Bacon qui en a formulé la théorie générale, il s'est établi une division de plus en plus tranchée, et l'on peut dire même une opposition presque systématique, entre les hommes qui s'occupent de la science théorique, ou science proprement dite, et ceux qui se livrent aux applications ou à la pratique. Cette séparation entre les théoriciens et les praticiens est tellement marquée, que l'illustre assemblée devant laquelle j'ai l'honneur de parler est presque entièrement ou entièrement composée des uns à l'exclusion des autres. Le fait de la pratique a presque toujours été à ses yeux une condition d'éloignement pour les derniers à l'avantage des premiers. Un fait aussi général ne pouvait exister aussi longtemps et d'une manière aussi constante sans des motifs puissans : il fallait des causes égales en importance à leurs effets. Et c'est ce qui existait en réalité. Je n'ai pas besoin de le montrer, ce serait dire ce que tout le monde sait; car, pour que tout le monde, au dedans comme au dehors de l'Académie, les uns par le fait, les autres par l'opinion, consacrassent et maintinssent l'opposition et la scission dont je veux parler, il fallait que tous fussent animés d'un même sentiment, imbus des mêmes motifs, et préoccupés du même but. Or c'est précisément ce sentiment, ces motifs et ce but, trop connus pour avoir besoin même d'être rappelés, qui me paraissent pouvoir être avantageusement modifiés au profit de la science. La médecine qui, pour toutes sortes de raisons, et surtout à cause de son but élevé, ne s'est pas aussi aisément prêtée à la séparation de la théorie d'avec la pratique, pourrait, dans l'idée d'un progrès et en se modelant sur les autres sciences, tendre à réaliser cette séparation; c'est peut-être ce que quelques préoccupations récentes donneraient lieu de craindre; mais les instincts supérieurs de la science, la force de la vérité, réagiront contre ces impulsions fâcheuses, et empêcheront de consommer entre les médecins qui s'occupent de recherches spéculatives, et ceux qui font en même temps la science et l'appliquent, une séparation qui aurait pour effet de rétrécir le champ d'action des uns, et de décourager et discréditer les labeurs peut-être plus utiles des autres. Or, en place de cette séparation très légitime à un point de vue que je dirai tout à l'heure, mais très nuisible sous un autre rapport, je pose donc formellement en principe la réunion de la recherche spéculative avec l'application pratique, ou pour ne laisser aucun doute sur la signification et la portée de ma pensée, je regarde comme tout-à-fait indispensable que le physiologiste soit en même tems pathologiste et praticien, à l'endroit des faits dont il s'occupe, sous peine de n'avoir qu'une méthode étroite et arbitraire, de n'observer qu'une face et une partie des faits, et de n'arriver qu'à des résultats fautifs ou incomplets.

Cependant pour prévenir certaines préventions, ou combattre celles qui existent déjà, il n'est peut-être pas inutile de faire immédiatement remarquer qu'il y a deux sortes d'applicateurs en médecine : ceux qui ont motivé l'exclusion systématique contre laquelle la science doit protester; et ceux en qui doivent reposer ses nouvelles espérances; les uns ne s'occupant que de l'homme malade, en tant que malade, et au seul point de vue de la guérison; les autres cherchant en outre dans la maladie, des enseignemens propres à éclairer le mécanisme de l'homme bien portant.

Les premiers parfaitement représentés, dans leur objet le plus élevé, par Hippocrate, et les seconds non moins bien personnifiés dans l'intelligence plus étendue de Galien. Or ce que la science réclame aujourd'hui, c'est la continuation des voies ouvertes par les admirables instincts de ce grand homme, à l'aide du perfectionnement réfléchi de la méthode dont il a laissé les premiers linéamens. C'est à ces perfectionnemens que vont tendre les considérations qui suivent.

§ I. — **De la signification essentielle et de l'extension de l'anatomie, au point de vue de la recherche physiologique.**

Depuis les mémorables travaux de Haller, l'étude de l'anatomie ne se borne plus à l'examen du cadavre, anatomie des formes mortes, acquises, réalisées, qui ne pouvait être et qui n'était qu'un point dans l'espace, qu'un degré arbitrairement choisi dans la série des degrés de l'évolution et des métamorphoses de l'organisme. A partir de ce grand physiologiste surtout, on a compris qu'il y avait avant, qu'il y avait après, qu'il y avait en deçà, au-delà et en dehors de ce point, des chaînes non interrompues de faits dont la constatation seule devait centupler le champ des recherches anatomiques. Mais qu'eût été cette constatation si on se fût borné à l'énumération descriptive et matérielle des formes, si l'on n'eût cherché à saisir la relation vivante qui les unit et la raison commune et pourtant toujours diversifiée de leurs variations? Dès lors commença la véritable anatomie physiologique, celle qui est destinée à éclairer le mécanisme des évolutions organiques. Celle-là s'est singulièrement agrandie de nos jours; l'ovologie, l'embryologie humaine et comparée, leur ont prêté un admirable concours. Mais quelle est la vraie signification, quelle est l'essence de ce concours? Comment et à quel titre l'embryologie, par exemple, a-t-elle jeté quelque jour sur le mécanisme de la structure matérielle de nos organes? En multipliant les surfaces du fait à éclairer; en le montrant dans sa totalité, depuis ses premiers linéamens jusqu'à son entier accomplissement; dans chacun de ses progrès, comme dans leur ensemble et leur ordre de succession; c'est-à-dire en faisant passer sous les yeux de l'observateur la matière organisée dans toutes ses transformations : avec les conditions variées et différentielles de ces transformations, de manière à faire mieux lire la lettre et le sens du mot à déchiffrer par la connaissance des mots placés avant et après. S'il en est ainsi, si le caractère essentiel de toutes les recherches anatomiques est de multiplier les données propres à faciliter la solution de l'équation organique, toute science, toute méthode, tout fait capable d'ajouter à ces données, peut et doit intervenir au même titre que l'anatomie normale, embryologique et comparée. Or l'anatomie pathologique est dans ce cas. Les faits qu'elle comprend, les méthodes qu'elle emploie, visent au même but et l'atteignent. Les premiers composent aussi, à l'aide des secondes, des séries de changemens de la matière organisée, des multiplications de surfaces, des métamorphoses incessantes, irrégulières quand on les considère au point de vue de ce que l'on est convenu d'appeler la régularité, mais qui sont aussi régulières que les plus régulières, dans leurs lois, leurs modes de développement, dans leurs rapports étiologiques avec les forces de la vie, et les influences intercurrentes qui modifient l'action plus constante de ces dernières. Or ces faits, malgré la bizarrerie et l'étrangeté de leur caractéristique, sont aux formes plus habituelles des évolutions organiques normales, ce que les monstruosités sont aux fœtus bien conformés ; de part et d'autre, c'est l'organisme vivant avec ses lois, ses forces, sa matière, modifiées seulement par des circonstances différentes. Il est rare même que ces modifications soient complètement étrangères aux types normaux ; souvent elles ne font qu'en exagérer certains caractères, et cette exagération a l'avantage de mettre en évidence complète l'action de certaines causes, qui restent obscures ou entièrement cachées, lorsqu'elles ne fonctionnent que dans la mesure et suivant le rhythme physiologique. L'anatomie normale, malgré les nombreuses et brillantes ressources dont ce siècle l'a enrichie, manquerait donc d'un complément non moins utile et non moins nécessaire, si on la privait des lumières fournies par l'anatomie pathologique. Je donnerai dans la seconde partie de ce Mémoire des preuves de fait propres à confirmer les considérations théoriques qui précèdent.

§ II. — Du caractère essentiel et de l'extension de la physiologie par la physiologie pathologique.

Le champ de la physiologie ne s'est pas moins étendu de nos jours que le champ de l'anatomie. Indépendamment du perfectionnement des méthodes, on a transporté l'observation sur une échelle immense, comparativement à ce que l'on faisait il y a un siècle. Ainsi, on n'a plus seulement l'homme normal, l'homme adulte pour objet, on étudie une certaine fonctionnalité, depuis le fœtus jusqu'à la vieillesse, depuis le polype jusqu'à l'homme. La série animale et la série des âges, à ce point de vue, se confondent dans un seul et même fait. On étudie la fonction presque en elle-même, abstraction des individus, et les individus ne représentent plus que des variations innombrables, des applications particulières, des espèces de fractionnemens du fait général dont la détermination, dont l'idée n'existe qu'à la condition de toutes ses manifestations possibles. Malgré cette extension du problème physiologique et des moyens de le résoudre, je n'hésite pas à affirmer que problème et moyens peuvent immédiatement s'accroître dans de très grandes proportions : je m'explique.

Une des branches de la physiologie qui ne fait que poindre à peine, c'est le mécanisme des évolutions organiques. Ainsi que je le disais tout à l'heure, l'anatomie embryologique a porté son flambeau sur presque toutes les phases du développement du fœtus. Mais ce n'est encore là que la face matérielle du problème. Sa condition dynamique a été à peine effleurée. On ne possède jusqu'ici que des ébauches sur la question de savoir comment, en vertu de quelles forces, de quels moyens, à l'aide de quel mécanisme, les tissus et les organes acquièrent successivement les formes, les propriétés et les caractères qui les distinguent. C'est là la vraie physiologie de la vie. Je me garde bien de méconnaître les tentatives récentes qui ont si vivement frappé les esprits, et à l'aide desquelles on espère arriver à éclairer et à simplifier le problème chimique de la nutrition. Mais ce n'est pas de cet ordre de faits que je veux parler. Comment le poumon, comment le foie, comment les membranes séreuses, comment les muscles, les tendons, les os, comment, en un mot, tous les organes, tous les tissus considérés sous le rapport de leurs formes et nature spécifiques arrivent-ils à être ce qu'ils sont, comment s'entretiennent-ils ce qu'ils sont, comment, et en vertu de quelles lois cette régularité, cette spécificité, cette perpétuité d'existence se maintiennent-elles ? Voilà un champ de recherches à peine exploré ; et pourquoi ? Sans doute, parce que les faits qu'on avait sous les yeux, du moins ceux qu'on regardait et qu'on voyait, ne dirigeaient nullement vers ces problèmes. Peut-être le hasard m'a-t-il mieux servi. La physiologie ordinaire étudie la fonctionnalité normale, réalisée et en quelque facon immuable ; j'avais devant les yeux une fonctionnalité anormale, incessamment variable, commençant, finissant et recommençant sans cesse sur le même sujet, et presque au même instant les opérations organiques et vitales, qui, chez l'homme régulier, se trouvent distribuées depuis l'embryon jusqu'à la vieillesse, et dont la principale moitié se passe loin de nos yeux, sous les voiles de la vie fœtale. Car, je n'exagère rien. Cette respiration qui s'exécute avec toutes les déformations du thorax, avec toutes les réductions de sa capacité, avec des poumons moitié vésiculeux, moitié charnus, moitié splénisés, moitié fibreux ; avec des muscles dont la direction, la forme, le volume et les angles d'insertion ont varié avec leurs leviers, au point d'annihiler l'action des uns et de retourner complètement l'action des autres ; cette circulation qui traverse avec peine ses canaux tortueux, repliés, rétrécis ou dilatés autour des difformités qui les entraînent ; qui creuse de nouveaux vaisseaux là où sa route est complètement interceptée ; cette station et cette locomotion avec un tronc replié en tous sens, des membres retournés dans toutes les directions, c'est-à-dire servis par des puissances musculaires totalement perverties dans leurs direction, rapport et modes d'action ; cette nutrition exécutée avec un sang et des matériaux en rapport avec leurs conditions de production et de régénération, sans le concours de l'action nerveuse, ou sous l'influence de cette action pervertie par tous les modes de la paralysie ; en un mot, cette perversion générale de tous les agens et de toutes les fonctions, qui réalise en quelque façon une nouvelle espèce à côté de notre espèce, ne constitue-t-elle pas une physiologie entière, une physiologie pathologique, agrandissant d'autant le champ et les données de la physiologie générale? Et qu'on le remarque bien : il ne s'agit pas d'un cas exceptionnel; c'est tout simplement un cas particulier d'un grand système non moins grand que le système dit normal; car ce qui arrive d'une manière si évidente chez le bossu, le boiteux, le louche, arrive chez tous les sujets auxquels une maladie ou lésion quelconque a laissé quelque empreinte de son passage. Peut-on méconnaître qu'après l'apoplexie, la méningite, la pneumonie, les inflammations des membranes et des viscères, etc., etc., quelque portion d'organe, quelque portion de tissu, quelque vaisseau ou nerf restent presque toujours atrophiées, hypertrophiées, ou contractent des adhérences? En un mot, l'organe qui a été le siége de la maladie ne reste-t-il pas toujours plus ou moins modifié après la guérison? Et cette modification dans l'instrument n'en entraîne-t-elle pas une non moins nécessaire et non moins réelle dans le mécanisme de la fonction et dans ses produits? Dès-lors, ne sommes-nous pas en présence d'une série de faits innombrables, incessamment variés et variables, pour ainsi dire, à l'infini, qui réclament l'intervention de la science au même titre que la physiologie dite normale? Pour moi, qui depuis bientôt dix années me préoccupe de cette nouvelle face de la science, je n'ai qu'un regret, c'est de ne pouvoir suffire à l'exploitation des richesses qu'elle étale incessamment sous mes yeux; et qu'un désir, c'est de voir bientôt d'autres activités s'unir à la mienne pour récolter un champ, si fertile, qu'il n'a pas besoin de culture.

La physiologie pathologique comparative, qu'on peut donc définir la science de la fonctionnalité pervertie, n'aurait besoin que de se montrer pour faire comprendre une partie des services qu'elle est destinée à rendre. Il y a longtemps qu'on l'a dit, toute recherche scientifique nouvelle, et toute extension des méthodes a, tôt ou tard, son utilité et ses applications. On pourrait dire d'une manière générale, comme nous l'avons dit de l'anatomie pathologique, que c'est un moyen d'agrandir, de multiplier les surfaces du problème physiologique. C'est la fonction vue avec plus d'étendue et sous un jour nouveau. C'est un instrument propre à grossir certains objets, à effacer certaines distances, à rassembler, dans un même point ou lieu ce qui est petit, éloigné et séparé ailleurs. C'est donc un moyen nouveau. Mais, à ces indications générales de la puissance de ce moyen, il n'est peut-être pas impossible d'ajouter quelque chose de plus précis, quelque résultat déjà réalisé.

Au commencement de ce paragraphe j'indiquais, dans le domaine physiologique, le champ des formations organiques comme à peine exploré : la physiologie pathologique est peut-être assez heureuse pour y avoir planté quelques jalons.

Tout le monde sait que l'exercice accroît l'organe : la locomotion développe les muscles. Tout le monde sait encore que l'inertie a un effet inverse. Voilà des faits vulgaires. Mais, comme l'a dit Bacon, les faits vulgaires cachent presque toujours les vérités les plus élevées. Et, en effet, qu'on multiplie les exemples de ce rapport de l'organe avec la fonction, qu'on le suive dans toutes ses manifestations, qu'on l'interroge dans toutes ses conséquences, et on arrivera à un résultat peut-être imprévu. Commençons par les faits.

Voici un sujet dont l'un des poumons est resté imperméable à l'air, à la suite d'un épanchement pleurétique résorbé. Son tissu, réduit à la fonction nutritive, est carnifié. On n'y découvre plus ou presque plus de cellules. Le demi-thorax rétréci ne se soulève plus et ne se dilate plus. Cependant l'acte respiratoire continue par le poumon resté sain. Petit à petit la colonne d'air qui heurte incessamment les obstacles à son passage déplisse, rouvre ou réforme les cellules atrophiées. La pénétration de l'air dans les cellules pulmonaires ramène le soulèvement des côtes et l'ampliation du thorax. Cette ampliation favorise à son tour un plus grand afflux d'air et de sang ; finalement l'organe se refait par la fonction.

Autre exemple :

Voici un sujet atteint de luxation ancienne de la cuisse. Après quelques années, la tête de l'os, logée dans la fosse iliaque, se creuse en cet endroit une cavité, en tout pareille à la cavité normale : fibro-cartilage, membrane dite synoviale, synovie, rebords osseux, rien n'y manque, jusqu'à l'enveloppe fibreuse qui résulte de la transformation fibreuse du muscle petit fessier. En même temps que cette nouvelle cavité se forme de toute pièce, la cavité ancienne, abandonnée à elle-même, se rétrécit, se déforme et finit par se combler; c'est-à-dire, n'est-ce pas, que la fonction reproduit l'organe là où elle se transporte, et laisse l'organe s'annihiler là où elle cesse; et, finalement, n'en peut-on pas déjà conclure à un point de vue plus général, que *c'est la fonction qui fait l'organe?* Hâtons-nous d'ajouter, pour ôter à cette généralisation ce qu'elle pourrait avoir de téméraire en apparence, qu'on rencontre à chaque pas dans la fonctionnalité pathologique une foule de faits qui établissent cette subordination entière, primitive, continue, incessante, de l'organe à la fonction. Bornons-nous à quelques indications sommaires. Partout où il y a du mouvement entre des parties fermées à l'air, il se forme des cavités et des membranes dites séreuses. Partout où deux surfaces osseuses mobiles sont en contact immédiat, il se forme des articulations nouvelles; partout où la maladie ou l'art ont obstrué les canaux circulatoires, il s'en creuse de nouveaux: dans les membres dont on a lié les artères principales, dans les poumons des phthisiques les communications circulatoires se rétablissent à l'aide de vaisseaux de nouvelle formation. Eh bien! que l'on élève ce fait à sa plus haute signification; qu'on l'applique à la formation des organes pendant la vie fœtale; qu'on l'étudie dans ses rapports avec ses conditions génératrices immédiates, système nerveux, électricité, pression atmosphérique, que de recherches nouvelles, et peut-être que de résultats! *La fonction fait l'organe:* il y a, si je ne me trompe, dans cette formule donnée par la physiologie pathologique, quelque chose de bien capable de légitimer son accession à la physiologie générale, et bien propre à étendre et développer la signification essentielle de cette dernière. On trouvera dans le travail, dont ceci n'est qu'un extrait, l'ensemble des faits destinés à mettre dans tout son jour le point de vue que je viens d'indiquer.

La conclusion de ce qui précède est que toutes les anatomies et toutes les physiologies n'ont qu'une seule et même signification; elles n'expriment que des modes différens d'un seul et même fait; l'anatomie et la physiologie humaines dites *normales* ne constituent, comme l'anatomie et la physiologie pathologique, comparée, embryologique, etc., que des applications particulières de l'anatomie et de la physiologie générales.

III. — Du caractère physiologique de la pathologie et de la thérapeutique.

Je ne puis m'étendre autant que je le désirerais sur ce point ; mais quelques courtes réflexions et quelques exemples suffiront à montrer que la pathologie et la thérapeutique constituent deux parties intégrantes de la méthode physiologique générale.

Il n'est pas permis d'expérimenter sur le corps humain. L'expérimentation n'est possible que sur les animaux. Cette méthode est incontestablement excellente ; mais la distance qui sépare les animaux de l'homme, et la différence totale, sous certains rapports, qui existe entre l'organisme humain et l'organisme non seulement inférieur, mais autre, des brutes, ôtera toujours aux inductions tirées des expériences pratiquées sur ces dernières le caractère de rigueur et de certitude qu'elles auraient de l'homme à l'homme. Cette lacune peut, jusqu'à un certain point, être remplie par l'observation pathologique et thérapeutique. Les maladies et leur guérison sont des épreuves et contre-épreuves expérimentales, instituées aussi bien au profit de la physiologie que de la pathologie proprement dite. Cette vérité, pour être admise par tout le monde, n'a besoin que d'être mieux précisée. Elle n'est restée inappliquée et stérile, sans doute que parce qu'on ne s'en était pas bien rendu compte, et peut-être aussi à cause du préjugé dont j'ai parlé au commencement de ce travail. Or, comment la maladie et la guérison sont elles des expériences, l'épreuve et la contre-épreuve de l'observation physiologique ? L'expérience sur les animaux va répondre à cette question.

Une expérience sur les animaux a pour *but* de changer d'une manière quelconque les conditions d'un organe, d'un système d'organes, de l'organisme ; pour *moyen*, une mutilation, une soustraction, une lésion ; pour *résultat*, quelque chose de plus, de moins, ou d'autre dans la fonction.

Voilà le côté physiologique. Mais qu'on remarque qu'en se conduisant ainsi l'expérimentateur produit quelque chose d'anormal, quelque chose de pathologique, un trouble, un malaise, quelquefois une véritable maladie et même la mort, pour que tout s'y trouve. La section d'un nerf, de la moelle, la ligature d'un vaisseau, l'ingestion de poisons, l'introduction dans le sang de substances propres à modifier les phénomènes circulatoires, produisent tous ces résultats. Le même fait, la même expérience sur les animaux peut donc être considérée à la fois et alternativement comme fait physiologique et comme fait pathologique ; et de ce que l'on n'a généralement en vue que le côté physiologique de l'expérience, son côté pathologique existe-t-il moins? l'inverse a précisément lieu pour la maladie. Elle aussi a son côté physiologique en même temps que son côté pathologique. De ce que l'on a négligé jusqu'ici l'un pour l'autre, à l'inverse de ce qu'on a fait pour l'expérimentation sur les animaux, il n'y a aucune raison, je suppose, de déposséder le fait pathologique de son caractère physiologique. Le fait pathologique a donc comme l'expérimentation physiologique sa double signification. Qu'on l'examine à ce point de vue, et il réalisera le but, le moyen, le résultat de l'expérimentation physiologique. Voici une moelle épinière malade. Les faisceaux et les racines antérieures sont ramollis ou détruits, le mouvement volontaire aboli, et la sensibilité conservée. La nature n'a-t-elle pas réalisé le but de l'expérimentateur, employé le même moyen, et produit le même résultat? C'est donc la répétition de l'expérience, sa vérification, sa confirmation; je dirai plus, c'en est le complément nécessaire, indispensable. L'exemple que j'ai choisi à dessein a précisément ce résultat. En effet, j'ai remarqué, et quelques physiologistes avaient remarqué déjà, quoique à un autre point de vue, que dans les lésions qui occupent les portions de la moelle destinées au mouvement, toute espèce de mouvement n'est pas anéanti. Le sujet a perdu la faculté de mouvoir volontairement ses membres; mais on peut, en pinçant la peau, et le sujet peut, en se la pinçant lui-même, provoquer des contractions très étendues, générales, complètes, des muscles paralysés sous le rapport du mouvement volontaire. Le membre se retire à la moindre excitation de la peau. Ce fait si fertile en conséquences, que je m'abstiens d'indiquer ici, a été révélé par la pathologie ; la physiologie expérimentale l'a ensuite vérifié et reproduit ; c'est donc un mutuel service que ces deux méthodes se sont rendu, mais un service du même caractère et de la même portée. Pour que l'observation pathologique puisse toujours être le complément et la contre-épreuve de l'expérimentation physiologique, il faut, je le sais, une condition préalable : la notion de la cause de la maladie. Mais cette notion, qui peut se compléter elle-même par le concours de l'expérimentation directe, est susceptible aussi de provoquer, au profit de cette dernière, même quand la maladie n'est encore connue et déterminée que par l'expression symptomatique, des inductions fort utiles à l'initiative de la physiologie expérimentale.

L'observation thérapeutique a tout à fait le même caractère. Comme contre-épreuve de l'observation pathologique, elle est aussi le complément synthétique de l'expérimentation. Aux deux points de vue, c'est la soustraction de la cause, prise ou observée en expérience. L'animal auquel on a lié ou coupé un nerf, qui cesse d'être paralysé, quand le nerf est débarrassé de la ligature, ou complètement rétabli dans sa continuité par la réunion de ses deux bouts, est guéri de sa lésion, et cette guérison a été la contre-épreuve de la lésion ou maladie expérimentale qu'on lui avait causée : c'en a été la synthèse, pour parler le langage des chimistes. Il est inutile de multiplier nos remarques et nos exemples sur ce point spécial. Je préfère terminer par l'indication d'une série de faits nouveaux tous liés entre eux, et dont l'ensemble me paraît destiné à mettre en toute évidence l'unité et la solidarité des quatre parties de la méthode physiologique générale discutée dans ce travail.

§ IV. — Applications des données fournies par l'anatomie, la physiologie, la pathologie et la thérapeutique, à la détermination du mécanisme de formation de la partie fibreuse du système musculaire.

On sait que les muscles sont composés d'une portion fibreuse et d'une portion charnue, de tendons ou d'aponévroses, et de fibres musculaires proprement dites. Quels sont les lois de distribution, les rapports d'étendue, de longueur, de force, ou finalement le mécanisme de formation de la portion fibreuse du muscle par rapport à sa portion charnue ? Telle est la série de questions que je me suis proposé de résoudre.

L'observation anatomique apprend que la portion tendineuse et fibreuse, toutes choses égales d'ailleurs, est dans chaque muscle en raison de la circonscription de ses points d'attache. Là où ils sont multiples, étendus en surface pour le même muscle, il n'y a point, ou presque point de portion fibreuse : la fibre charnue prédomine ; là, au contraire, où les insertions sont réunies en un même point, sur une petite surface, c'est la portion fibreuse ; en sorte que les muscles qui ont cette double disposition sont charnus à un bout et tendineux ou fibreux à l'autre. Les muscles qui s'insèrent à leurs deux extrémités sur des points circonscrits se terminent par deux tendons opposés ; ceux enfin dont les insertions sont étendues et multiples à leurs deux extrémités sont presque complètement charnus.

D'après ce premier fait, j'ai été conduit à penser que la différence de texture avait pour cause la différence de traction dont les diverses portions du muscle sont le siége, dans les efforts de contraction physiologique. Tous les muscles examinés à ce point de vue m'ont paru le confirmer immédiatement. Ainsi, d'une part, tous les muscles terminaux des membres, extenseurs et fléchisseurs, les muscles de la colonne vertébrale, le diaphragme ; d'autre part, les muscles larges du dos, de la poitrine et de l'abdomen ne m'ont paru laisser aucun doute à cet égard. Deux muscles, à cause de leur disposition spéciale, méritent une attention particulière, le diaphragme et le droit antérieur de l'abdomen. On sait que le premier présente à son centre, dit centre phrénique, une portion fibreuse très considérable ; de ce centre aponévrotique partent, en rayonnant, toutes les fibres charnues qui se rendent au pourtour du thorax. La portion centrale est ainsi le point sur lequel tirent, en se contractant, toutes les fibres charnues, point fixe, en équilibre au milieu d'efforts opposés, et dont la fibrosité, en rapport avec les tractions dont elle est le siége, contraste bien avec l'état mi-fibreux, mi-charnu des insertions thoraciques. Celles-ci, en effet, se partagent sur une grande étendue toutes les tractions concentrées sur le centre phrénique. La disposition du droit antérieur n'est pas moins curieuse à cet égard. On sait que ce muscle est parcouru dans sa longueur par des intersections fibreuses transversales, qui le divisent en autant de ventres charnus. Une certaine distribution des rameaux nerveux, éclairée par l'idée qui nous occupe, rend très bien compte de cette disposition. Chaque ventre charnu reçoit les ramifications d'un filet nerveux particulier, qui constitue sa sphère de contraction. Tous se contractent partiellement, quoique simultanément, et en vertu de leur foyer d'inervation, et à la limite de chacun de ces foyers se trouve l'intersection aponévrotique, représentant le point sur lequel chaque ventre charnu tire en sens inverse.

Telle avait été mon opinion sur l'origine de la portion fibreuse des muscles, par la seule considération du fait anatomique normal. Mais cette induction ne suffisait pas. Pour la convertir en vérité démontrée, il fallait multiplier les observations, les multiplier à toutes sortes de points de vue, expérimenter la cause présumée, enfin analyser et synthétiser. C'est ce que j'ai pu faire à l'aide de l'anatomie des âges, de l'anatomie des animaux, de l'anatomie pathologique, de la physiologie pathologique, de la pathologie proprement dite et de la thérapeutique.

L'*anatomie des âges* m'a montré que, depuis le fœtus jusqu'à l'âge adulte, la fibrosité des muscles, aussi bien chez les animaux que chez l'homme, va sans cesse en augmentant, par rapport à la constitution charnue, c'est-à-dire en raison de l'ancienneté et de l'intensité d'action de la cause.

L'*anatomie des animaux* m'a fourni le même résultat. Entre beaucoup de preuves, on peut citer les suivantes : les muscles des poissons ont généralement peu de parties fibreuses, si ce n'est à leurs appendices mobiles; par exemple, la queue des raies offre des tendons nombreux et entrelacés comme aux doigts de l'homme. Les oiseaux domestiques ont les pectoraux peu fibreux; chez les oiseaux sauvages de haut vol, les mêmes muscles sont parcourus par des bandes fibreuses très fortes. Le contraire a lieu pour les membres inférieurs; une opposition complète se remarque sous ce rapport chez les gallinacés, et surtout les gallinacés domestiques.

L'*anatomie pathologique* a été plus explicite encore. J'ai pu m'assurer que, dans toutes les difformités qui ont pour résultat d'écarter les points d'insertion des muscles, de les soumettre par conséquent à des tractions exagérées, les muscles, ainsi tirés, passent plus ou moins à l'état fibreux. La portion spinale du long dorsal, certains transversaires épineux, ont été rencontrés complètement tendineux dans des excurvations dorsales qui avaient eu pour effet de les soumettre à des tractions continues et exagérées. J'ai déjà cité tout à l'heure le petit fessier, qui, dans les luxations fémorales, se convertit en coiffe fibreuse de l'articulation. C'est contre lui que l'extrémité luxée arc-boute ; c'est sur lui que porte en partie le poids du tronc ; il est donc ainsi constamment tiraillé.

La *pathologie* fournit peut-être la plus belle, la plus générale et la plus concluante des preuves à cet égard. On sait que la rétraction musculaire qui est le résultat d'une affection spasmodique du muscle a pour effet de le raccourcir d'une manière très considérable ; quelquefois de moitié, des deux tiers. En vertu de ce raccourcissement, la traction incessante et forte dont les muscles sont le siége les fait passer à l'état fibreux. J'ai eu des occasions nombreuses de constater cette transformation, principalement dans les sterno et cleïdo-mastoïdiens, dans les sacro-lombaire et long dorsal, dans les muscles du mollet. N'avons-nous pas là une expérience toute faite, dans laquelle l'exagération de la cause physiologique qui préside à la formation du tissu fibreux des muscles à l'état normal produit, à l'état pathologique, l'exagération de ses effets normaux.

Enfin la *thérapeutique* m'a offert, à l'aide de la section sous-cutanée des muscles et des tendons, le complément de preuves, ou plutôt la contre-épreuve dont j'avais besoin. Des muscles incomplètement fibreux, soumis aux tractions du traitement mécanique, le sont devenus tout à fait. Au contraire, des muscles totalement fibreux, et fibreux depuis des années, ont pu en recouvrant, à l'aide de la ténotomie, leur longueur normale, être ramenés en quelques mois à la constitution charnue, et recouvrer simultanément leur contractilité. J'ai constaté et fait constater ce fait un très grand nombre de fois. Est-il une expérience à la fois plus curieuse et plus concluante, et quel ordre de faits autre que la thérapeutique aurait pu me la fournir ?

Les diverses preuves que je viens d'emprunter à l'anatomie, à la physiologie, à la pathologie et à la thérapeutique établissent d'une manière évidente, je crois, que la constitution fibreuse d'une portion du muscle est due à la prédominance de traction dont elle est le siége. Mais ce résultat a une signification plus élevée. Il fournit, si je ne me trompe, un fait de plus à cette doctrine : *la fonction fait l'organe.* Il est inutile de montrer que c'est avec l'exercice de la fonction, avec sa prédominance d'action, avec son exagération, avec sa cessation, qu'ont varié en plus ou en moins toutes les phases et tous les degrés de la fibrosité des muscles. Ajoutons un dernier fait. Lorsqu'on examine les muscles et les tendons divisés, c'est-à-dire la portion intermédiaire de nouvelle formation, on s'assure qu'elle reprend graduellement tous les caractères du muscle et du tendon. Pour l'un et pour l'autre, le développement de cette régénération est lié au temps et au degré de l'exercice fonctionnel. Des dissections attentives et répétées l'ont mis hors de doute. Par exemple, la matière de nouvelle formation du tendon prend successivement la forme fibreuse, de celluleuse qu'elle était d'abord. Des faisceaux fibreux se remarquent dans les points les plus tirés, les plus tendus. A ces fibres primitives, d'autres fibres s'ajoutent : finalement tout le tendon n'est plus qu'un faisceau de fibres longitudinales, épaissies, condensées, d'autant plus condensées et rapprochées que les contractions et les tractions ont été plus fortes, plus répétées et plus longtemps répétées. Ce n'est pas seulement sur les animaux que j'ai pu constater ce fait. Je l'ai retrouvé chez l'homme dans une série de sujets morts de maladie, plus ou moins longtemps après avoir subi l'opération de la ténotomie et de la myotomie. Ici donc, plus que jamais, la fonction a refait l'organe.

§ V. — L'anatomie, la physiologie, la pathologie et la thérapeutique sont la multiplication et la vérification réciproques des données de la cause.

Les remarques et les faits qui précèdent prouvent l'unité et la solidarité des quatre divisions de la science médicale. Elles se complètent et se suppléent, c'est-à-dire que les faits de l'une sont les faits de l'autre, ou les mêmes faits vus sous d'autres faces, grossis ou retournés. Cela résulte de leurs rapports les plus évidens et des secours mutuels qu'ils se prêtent dans toutes les circonstances où l'un ne peut aller sans l'autre, sous peine de marcher au hasard et de tomber dans l'arbitraire. Mais ce n'est là qu'une solidarité de fait, prouvée uniquement par le résultat, et non par la nature définie de sa cause essentielle. En d'autres termes, l'expérience démontre que la réunion des faits fournis par les quatre parties solidaires de la science conduit à des résultats qui ne pourraient être produits avec rigueur et certitude par aucune d'elles en particulier. L'exemple que nous avons choisi l'établit bien ainsi. Mais il importe d'aller plus loin, de descendre au fond des choses. Comment et pourquoi la physiologie répète-t-elle l'anatomie ? Pourquoi la pathologie reproduit-elle la physiologie, et la thérapeutique vérifie-t-elle l'anatomie, la physiologie et la pathologie ? Comment et pourquoi les faits de l'une contiennent-ils sous une autre face les faits de l'autre ? car si l'on ne savait cela que par la considération des analogies extérieures ou par le résultat, on n'aurait que la généralisation empirique d'une pratique qui n'est pas nouvelle dans la science. En effet, ce n'est pas d'aujourd'hui qu'on appelle la pathologie au secours de la physiologie, et réciproquement. Comment et à quel titre doit-il en être toujours ainsi ? Il doit en être ainsi parce que l'anatomie, la physiologie, la pathologie et la thérapeutique manifestent et vérifient une même cause ; parce que toutes expriment cette cause, et chacune en particulier avec des apparences qui restent obscures quand elles sont isolées, mais dont l'ensemble et le rapprochement accroissent et éclairent la commune signification.

Ce résultat doit être envisagé à deux points de vue. Tout phénomène organique peut être considéré successivement comme traduisant la cause générale et commune dont il dépend, avec tous les phénomènes de l'organisme ; et comme phénomène spécial appartenant à la cause ou aux causes mécaniques immédiates qui le produisent, et en vertu desquelles il est spécialement ce qu'il est. Or, dans toute recherche physiologique, on a toujours à se préoccuper de l'un et de l'autre ordre de causes. Si l'on s'en tient ordinairement à la considération de la cause la plus générale et la plus élevée, c'est que jusqu'ici on a rarement cherché et plus rarement aperçu, entre cette cause éloignée et le phénomène à déterminer, la série des causes prochaines ou mécaniques qui les lient. Cependant, ce n'est qu'à la condition de remplir ce double but que la notion scientifique pourra exister réellement.

L'anatomie, la physiologie et la pathologie, considérées dans leur plus grande généralité, sont des manifestations constantes de la cause la plus élevée de l'organisme. L'anatomie, en tant que réalisation matérielle ou organique, constitue surtout sa manifestation *dans l'espace;* la physiologie, en tant que réalisation phénoménale ou fonctionnelle, sa manifestation *dans le temps.* Mais nous l'avons dit plus haut, la fonction fait l'organe; à ce point de vue, la physiologie réalise aussi, par la succession de ses résultats, la manifestation de la vie dans l'espace comme dans le temps. Elle absorbe en elle l'anatomie, qui n'est, en réalité, qu'un produit de son dédoublement. De quelque manière qu'on envisage ces deux modes de la manifestation de la vie, organique ou fonctionnelle, anatomique ou physiologique, dans l'espace ou dans le temps, on arrive ainsi à se convaincre que ce sont les mêmes effets dus aux mêmes causes. Toute la différence consiste dans la différence des points de vue où on se place; on peut les séparer par la pensée, mais ils sont réunis et inséparables dans le fait, comme ils doivent l'être dans la considération scientifique ou étiologique. Jusqu'ici donc, il ne peut rester aucun doute sur la liaison essentielle et indispensable, sur l'unité et la solidarité étiologique de l'anatomie et de la physiologie, par rapport aux causes premières de la vie, en tant qu'expressions succédanées de ces causes.

Il en est de même de la pathologie, comprenant l'anatomie et la physiologie pathologiques. Par rapport à eux-mêmes, ces deux modes d'activité vitale répètent les différences qui existent entre l'anatomie et la physiologie normales; c'est-à-dire que ce sont des manifestations de la vie dans l'espace et dans le temps; *successives* lorsqu'on les considère au point de vue subjectif, et *simultanées* lorsqu'on les considère au point de vue objectif. Cela ressort suffisamment de nos développemens sur la physiologie pathologique, en tant que puissance organogénique parallèle à la physiologie normale. Car il est inutile de le rappeler, la physiologie pathologique, c'est la physiologie normale modifiée, entravée dans son cours et ses conditions d'exécution dites normales. Or si l'anatomie et la physiologie normales expriment de la même manière l'activité vitale, dans ce qu'elle a de plus élevé, l'anatomie et la physiologie pathologiques, ou la pathologie proprement dite, ne font que continuer la même manifestation; dans un cas comme dans l'autre, on voit manifestement le rapport de la cause à l'effet, et réciproquement de l'effet à la cause. La maladie faisant l'organe malade n'est pas moins explicite dans ses résultats que la fonction normale faisant l'organe sain.

Ce premier point peut donc se résumer ainsi : l'anatomie, considérée comme expression de la puissance organique la plus élevée, est liée à la physiologie, au point de vue pathologique aussi bien qu'au point de vue normal, comme l'effet est lié à la cause; et la pathologie est liée à la physiologie dite normale, comme deux temps, deux modes successifs mais variés d'un même effet sont liés entre eux par leurs caractères et leur origine; et toutes, par rapport à la cause de la vie, sont des expressions diversifiées, mais diversifiées seulement, de cette même cause. Nous donnerons plus tard quelques exemples qui dissiperont ce que ces remarques abstraites pourraient avoir d'obscur.

La signification générale et essentielle de la thérapeutique par rapport à l'anatomie, à la physiologie et à la pathologie, est encore plus facile à établir. Elle sert tout à la fois à confirmer et le rapport d'identité qui existe entre la physiologie et la pathologie, et sa propre liaison avec la pathologie. Deux mots suffiront à cet égard.

Lorsqu'une médication fait cesser un état morbide quelconque, ce ne peut être que de l'une ou de l'autre de ces deux manières : ou bien, en aidant la puissance radicale de l'organisme à surmonter, à éliminer la cause de la maladie; ou bien en neutralisant, en annihilant cette cause. Dans le premier cas, elle ajoute à l'énergie de la puissance vitale, ou elle favorise la liberté de son exercice; son effet est donc toujours la manifestation de cette puissance. Si au contraire on la considère comme neutralisant la cause morbide, et par conséquent comme agissant directement sur la maladie, on a une nouvelle preuve de sa liaison avec la physiologie normale par l'intermédiaire de la pathologie, et de la mise en évidence de son identité avec la pathologie. Le fait n'est pas moins certain dans les deux cas.

En effet, pour qu'une médication quelconque élève la puissance vitale au degré nécessaire à l'élimination de la cause morbide, il faut qu'elle agisse directement sur cette puissance, et l'expression de son action est bien l'exagération de cette dernière. D'autre part, en dissipant la maladie par la neutralisation de la cause, elle agit encore, quoique indirectement, sur la puissance vitale ; car l'expression de son action, l'anéantissement de la maladie, se résout encore en une action physiologique, dans le retour de la vie à sa manifestation normale. De quelque manière qu'on considère la thérapeutique, on ne peut donc y voir qu'une source de manifestations de la cause de la vie, tantôt directement provoquées par elle, tantôt indirectement, consécutives à son intervention. Telle est au moins la thérapeutique rationnelle et qui guérit. La thérapeutique empirique, et qui ne guérit pas et même augmente le mal, n'a pas une autre expression, quoiqu'elle agisse en sens inverse. Elle déprime, je suppose, la puissance vitale au lieu de l'élever au taux indispensable à une réaction salutaire ; mais la manifestation de ses actes est toujours celle de la cause de la vie ; en moins, pour le cas dont il s'agit, comme en plus pour les cas favorables, et au rhythme normal pour le cas où elle est neutre et n'agit ni en bien ni en mal, et laisse à l'organisme son libre exercice.

Mais tous les développemens qui précèdent auraient pu être suppléés par cette simple considération, à savoir, que tant que la vie existe, tout moyen propre à changer d'une manière quelconque les conditions de son action régulière n'a et ne peut avoir d'autre résultat que de multiplier et faire varier les expressions particulières de sa puissance, quelles qu'elles soient; ces dernières ne peuvent jamais que jouer le rôle et offrir le caractère de la *diversité* dans l'*unité;* c'est-à-dire que toutes les manifestations vitales provoquées en dehors du rhythme physiologique, contraires ou favorables à ce rhythme, sont, au même titre que ce dernier, des expressions de la cause générale qui les domine. Car le rhythme dit physiologique n'est tel qu'à cause de sa permanence en rapport harmonique avec tout le système qui lui correspond ; mais il n'a pas d'autre privilége comme expression particulière de la cause de la vie.

C'est donc toujours la même cause, la même puissance qui se montre, soit dans les manifestations réalisées (anatomiques), se réalisant (physiologiques), troublées (pathologiques), sollicitées au rhythme normal (thérapeutiques). Nous avons ajouté que la thérapeutique confirme et vérifie tout à la fois les rapports précédemment établis entre l'anatomie, la physiologie et la pathologie. Le remède qui atténue la cause morbide et qui ramène, de la somme de cette atténuation, la phénoménalité momentanément troublée à son rhythme normal ; celui qui résout l'organe pathologique pour lui rendre sa constitution primitive, ne montrent-ils pas jusqu'à l'évidence que dans les deux cas, phénoménalité troublée, organisme altéré, il y a, au fond, une même essence d'activité, la même que dans la fonctionnalité régulière de l'organisme sain, avec addition seulement d'un élément ou d'une condition que le remède a fait disparaître ? Le remède, en enlevant l'élément qui masquait l'identité de la cause active dans le cas pathologique et dans le cas physiologique, est donc un fait qui confirme la liaison naturelle existant entre eux, et vérifie cette liaison.

La démonstration n'est pas moins facile pour ce qui concerne la liaison de l'anatomie, de la physiologie, de la pathologie et de la thérapeutique, au point de vue des causes organiques plus immédiates. S'il est vrai que la fonction fait l'organe, précisément en vertu de l'exécution fonctionnelle et par l'intervention et la mise en activité des influences mécaniques ambiantes, il est de toute évidence que l'anatomie et la physiologie sont une seule et même chose ; qu'elles sont non seulement identiques par leur produit, mais s'unissent et se confondent dans l'opération même qui le réalise. Le même rapport existe incontestablement entre l'anatomie et la physiologie pathologique, et il est à peine utile d'insister pour le faire voir. La cause morbide qui vient se placer entre les causes mécaniques physiologiques et leur produit habituel change d'une manière quelconque ce dernier. Elle l'augmente, le diminue, ou le modifie qualitativement; mais, de quelque manière qu'elle agisse, elle maintient, à l'état pathologique, le rapport établi à l'état physiologique. Il n'y a pas d'autre changement que celui qui résulte de l'élément nouveau introduit dans le mécanisme de l'opération. Et alors même que ce changement serait assez considérable pour paralyser une des causes mécaniques normales et lui en substituer une autre, le rapport essentiel entre la pathologie et la physiologie ne changerait pas; il ne se perdrait pas: il serait autre dans un de ses moyens, voilà tout; et les caractères du résultat seraient en raison de cette modification d'un de ses facteurs. Pour le premier cas, c'est-à-dire celui où la cause normale, pathologiquement modifiée, ne serait qu'augmentée ou diminuée, il y aurait des caractères exprimant cette augmentation ou cette diminution. Pour le second, c'est-à-dire celui où la cause serait neutralisée ou anéantie, il y aurait des caractères négatifs exprimant son absence; car la preuve négative est toujours une preuve : l'absence d'un fait témoigne comme sa présence. Et dans les trois cas, le résultat, augmenté, diminué, ou autre, exprimerait donc toujours le degré ou le mode d'altération d'une de ses causes, et serait en rapport avec cette modification.

Dans les diverses circonstances que nous venons d'examiner, l'action thérapeutique a un caractère d'unité et de communauté encore plus évident. Par cela même que la modification pathologique est plus appréciable à l'endroit d'une cause plus prochaine de la fonction, l'action thérapeutique destinée à ramener cette cause à sa condition normale est bien plus facile à saisir. Il existe et il existera toujours quelque obscurité sur le sens de l'action thérapeutique à l'égard de la puissance productive de la vie; mais le véritable caractère de cette action ne pourra pas être méconnu, quand il s'agira de la cause prochaine qu'elle est destinée à remettre en possession de sa libre et entière activité. Je suppose, onl e pense bien, que cette cause est connue à l'état physiologique. Voyons, par exemple, ce qui se passe dans le cas que j'ai cité, relatif à la formation du tissu fibreux du système musculaire.

Il demeure établi, je pense, que l'élément fibreux résulte des tractions auxquelles certains points du muscle sont exceptionnellement soumis. Voilà la cause prochaine physiologique. Le phénomène de la rétraction met en jeu la tension d'où résulte la fibrosité ; déjà l'on voit le fait anatomique (texture fibreuse), et le phénomène physiologique qui le réalise (contraction, traction) se confondre ; et de la répétition de l'un dans le temps s'établit l'autre dans l'espace. Puis vient la rétraction qui produit la tension permanente (physiologie pathologique), celle-ci la transformation fibreuse (anatomie pathologique). Rien de plus clair, de plus réel, de plus incontestable dans ce cas que la liaison et la subordination de l'anatomie à la physiologie d'une part ; d'autre part, de l'anatomie pathologique à la physiologie pathologique ; et finalement rien de mieux établi que la liaison essentielle de toutes ces parties entre elles, par l'identité de la cause mécanique présidant à leurs opérations. Ajoutons, pour compléter la démonstration, que la ténotomie sanctionne et vérifie ce système de liaison étiologique commune aux quatre ordres d'opérations ; la section du tendon, en rendant au muscle la longueur voulue, lui restitue aussi la texture musculaire qu'il avait perdue au profit de la texture tendineuse, corrélative à l'exagération de la traction. Cette variation de l'effet avec la variation de la cause, cette restitution de l'effet avec la restitution de sa cause, peuvent-elles laisser le moindre doute sur la réalité du rapport qui les lie ? En voyant ainsi la fibrosité du muscle suivre toutes les modalités spontanées et provoquées de la traction physiologique, pathologique et thérapeutique ; enfin, en voyant la ténotomie faire passer, comme au gré de l'opérateur, le muscle de l'état fibreux à l'état charnu, il n'est plus permis de méconnaître à la thérapeutique ce caractère de haute vérification de la cause mise en œuvre et en expérience par la physiologie normale et pathologique ; et finalement, la faculté de ramener, par l'action retournée de la même cause, la fibre charnue à sa constitution primitive et normale.

Nous pourrions, pour rendre la démonstration plus claire en ce qui concerne l'unité et la solidarité des quatre parties de la science, au point de vue de la puissance vitale, en tant que manifestations variées de cette cause, rapporter quelques exemples analogues à celui que nous venons de citer au point de vue des causes immédiates des phénomènes organiques; mais nous n'ajouterions rien en réalité à la valeur de nos motifs. Il nous suffira de les répéter en résumant la discussion qui précède. Or, ce que nous avons voulu démontrer dans ce chapitre, c'est que l'unité et la solidarité de l'anatomie, de la physiologie, de la pathologie et de la thérapeutique, établie en fait et par l'expérience, établie même par l'analogie des rapports extérieurs, l'est encore et surtout par une identité de signification essentielle de ces quatre parties de la science; lesquelles considérées comme expressions ou manifestations succédanées, mais diversifiées, de la cause, sont autant de termes ou données qu'il importe de multiplier, de rapprocher, de combiner, dans la vue de faciliter la détermination de cette dernière.

Après tous ces faits et toutes ces considérations, me sera-t-il permis de reprendre la proposition générale énoncée au commencement de ce travail? La pratique est le complément indispensable de toute recherche scientifique. Celle de la médecine est une source féconde d'observations physiologiques; c'est un contrôle indispensable de l'expérimentation facultative. Un homme dont la mémoire est chère à tous, Savart, me répétait souvent: « L'expérience des ateliers est presque toujours plus avancée que la science des Académies. » Il est digne de notre époque de faire entrer la science dans l'atelier, et l'atelier dans la science; d'agrandir le champ de la recherche, d'accroître les méthodes scientifiques de tous les moyens d'étendre et de multiplier l'observation. Et quant à la physiologie en particulier, qu'il nous soit permis d'espérer que nul ne sera réputé désormais faire œuvre de science complète et rigoureuse, s'il ne demande des preuves tout à la fois à l'anatomie, à la physiologie expérimentale et pathologique, à la pathologie et à la thérapeutique.

FIN.

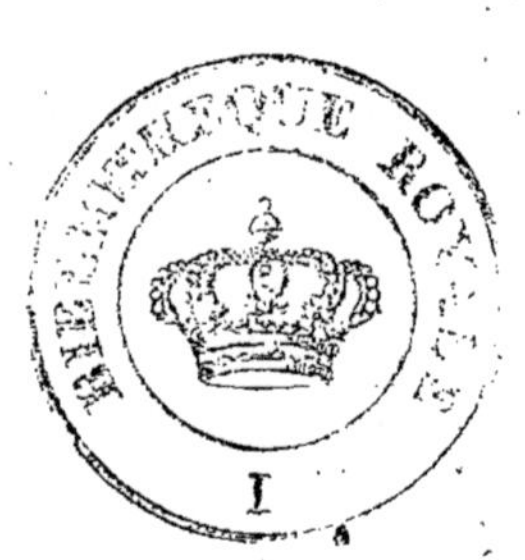

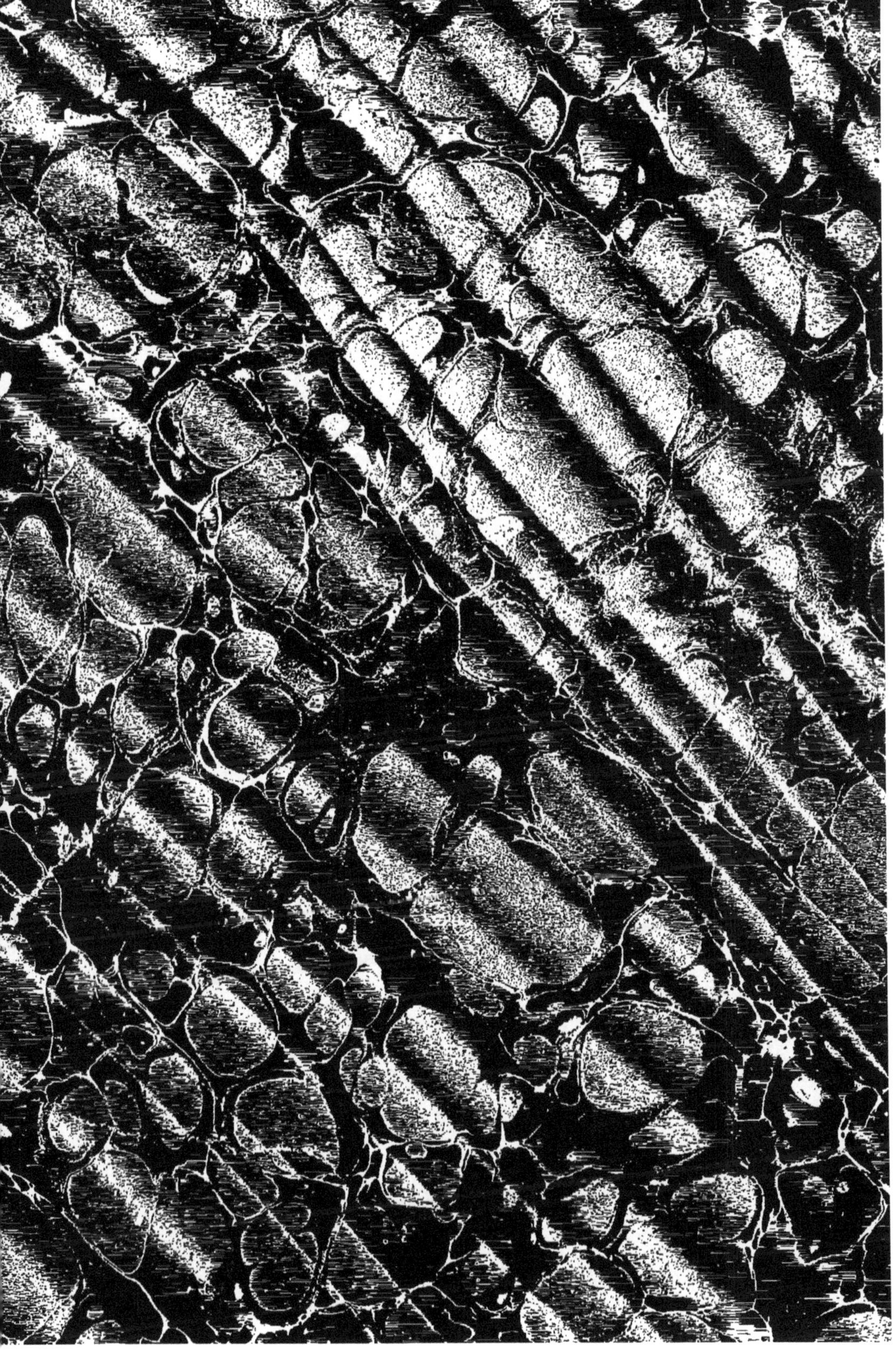

www.ingramcontent.com/pod-product-compliance
Ingram Content Group UK Ltd.
Pitfield, Milton Keynes, MK11 3LW, UK
UKHW020207200726
13856UKWH00003B/1248

9 782011 777508